U0351944

脊柱养生秘诀

一代宗师核心学说，众多人士亲身实践，
畅销近半个世纪的养生名著

野口晴哉 〔日〕 著

张宏 译

求 真 出 版 社

图书在版编目（ＣＩＰ）数据

脊柱养生秘诀／（日）野口晴哉著；张宏译. —北京：求真出版社，2013.3
ISBN 978 – 7 – 80258 – 189 – 0

Ⅰ.①脊…　Ⅱ.①野…②张…　Ⅲ. 按摩疗法（中医）—基本知识
Ⅳ.①R244.1

中国版本图书馆 CIP 数据核字（2013）第 011297 号

SEITAI NYÛMON
Text by Haruchika NOGUCHI
Copyright © 2002 by Haruchika NOGUCHI
First published in 2002 in Japan by CHIKUMASHOBO LTD.
Simplified Chinese translation rights arranged with CHIKUMASHOBO LTD.
Through Japan Foreign-Rights Centre/Bardon-Chinese Media Agency
著作权合同登记号 图字：01 – 2010 – 8218 号

脊柱养生秘诀

著　　者：（日）野口晴哉
译　　者：张　宏
出版发行：求真出版社
社　　址：北京市西城区太平街甲 6 号
邮政编码：100050
印　　刷：北京汇林印务有限公司
经　　销：新华书店
开　　本：680×960　1/16
字　　数：97 千字
印　　张：12.75
版　　次：2013 年 3 月第 1 版　2013 年 3 月第 1 次印刷
书　　号：ISBN 978 – 7 – 80258 – 189 – 0/R·69
定　　价：22.00 元
编辑热线：（010）83190019　83190238
销售热线：（010）83190289　83190292　83190297

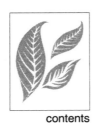

目 录
contents

第六章 **活学活用整体法** ╱ **125**

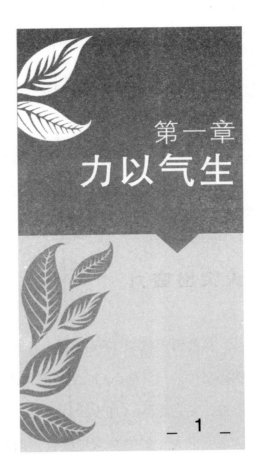

第一章
力以气生

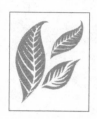

火灾出蛮力

从前留声机的喇叭都是内置式的，体型庞大笨重。如胜利唱片公司（Victor）生产的克雷顿沙（Credenza）牌留声机，更是重达八九十公斤，绝非一人之力所能搬动。有这么一个人，偏偏喜欢逆立体声时代而行，甚至坚持自己削出一根根竹针来放唱片。对他来说，老式留声机是一旦失去绝不可复得的宝贝儿；而立体声音响则是只要有钱就可以买的东西，所以了无珍贵可言。

有一天，邻居家起火。这个人一慌神，竟自个儿将留声机抱了出来。幸好火灾及时扑灭，谁知准备将留声机抱回去时他愣住了：明明是自己一个人搬出来的，现在却无论怎样使劲儿，留声机就是岿然不动。最后，是合 3 人之力，好不容易才将留声机搬回屋里。事后，他自己也说，那个留声机绝不是一个人能搬得动的，当时怎么搬出去的，自己也完全不明白，因为自己根本就没有那么大的力量。

然而，事实上确实是他一个人搬出去的，所以很难说他没有这个力量。也许，更准确的说法是，他原本有那么大的力量，只是平素完全没有发挥出来罢了。他本人感叹，看来"火灾出蛮力"的说法是真的啊。当然，这只是一种说法而已。如果原本没有那么大的力量，无论情况怎么紧急，也是不可能"无中生有"的。

人人都拥有"超常"的力量，只是在平素的生活中没有发挥出来罢了。平时人们生活在有意识的框架中，无缘发挥那些力量。一旦情况紧急，则可能被激发出来。

新泻地震后，一青年技工被派到那儿工作。他寄宿在一位老婆婆家。老婆婆总是哈着腰，身体都几乎贴近榻榻米了，动作也是慢吞吞的。看她慢条斯理地做饭，简直都让人按捺不住。等她添饭，肚子几乎又饿了还不见端来。虽然知道她动作慢，可慢到这种程度还真是让人无语呀！

然而有一天晚上，地震再次袭来。睡意蒙眬中，只听得那位总是慢吞吞的老婆婆大喊："地震了，快逃!"话音刚落，眨眼之间人就不见了。速度之快，几可比拟"倏忽而逝"，与平日慢吞吞的样子了不相符。到得房外，只听老婆婆问道："重要东西都带出来了吗?"她还举起自己抢出来的灵位牌和存折给他看。

从那之后，只要一见到那位老婆婆，他都禁不住在心里慨叹：太不可思议了! 地震时身手那样敏捷，可平时却如此疲沓。为此，那位青年在信中将她称作"狐狸老婆婆"（老而奸猾）。读到这封信时，我就想：无疑，那位搬出留声机的男子就是"狐狸老公公了"!

且不言"老而奸猾"者。有一位曾当过防卫厅长官的人，脑溢血发作后半身不遂，终日卧床。有一天，爆炸声起，附近落下炸弹。在惊吓中，他竟然从床上弹跳而起、拔腿就逃了! 由此，半身不遂也不治而愈。

激发内在的力量

即便不是在这样的紧急时刻，在平常的生活中，一旦内在的力量被激发，"不可能"也会变为可能。例如，为了赚大钱，可能全然不惧刺骨的寒风与冰凌，日夜拼命工作。冻得围坐火炉的孩子，一拿到风筝则可能跑出屋外，在凛冽寒风中玩得不亦乐乎。一拿到小费，行李也立马轻了许多；在办公室困得不行，一打起麻将来却通宵达旦。不管是玩高尔夫或象棋，一旦有赌注，就可能超水平发挥；想到宵夜的牛排和啤酒，疲劳感也会顿时消散。

　　患病时，也需发挥内在的力量。不要一味倚赖他人的知识和帮助，怨天怨地！认识不到自己拥有的力量，不明白需发挥自身的力量来应对自己的疾病，却只是寄希望于他人，这种做法实在太可笑了！有的人甚至指望他人为自己消解便秘。一味呻吟呼唤，祈求周围的同情，内在的力量当然也就无法发挥了。头脑中只想着倚赖、仰仗他人，指望他人的帮助，内在的力量当然就"休眠"了。内在的力量永远不发挥，当然于事无益。也许再困窘一点儿，内在的力量就可能被激发出来。因此，不要一味想着去庇护、帮助他人，甚至对他人的便秘也操心不已。对本人来说，可能是善行，但也可能因此而妨碍他人发挥自身的力量。

　　同样，营养过剩反而会损害身体吸收营养的能力。听说在学校午餐时，孩子们不爱吃饭，有的老师甚至强行喂食，或因此斥责、惩罚孩子。这与给一位激素分泌正常的人，再注射人工合成激素的做法有什么区别！孩子不是饲养的猪，对于体内不需要的营养，强行喂食，无论于身、于心都是一种毒药。牛不喝水强按头（按下牛头喂草）这种强加于人的好意，甚至会削弱本来能发挥的力量。无论是保健、养生还是治疗，只要涉及身体上的事，这种情形就相当普遍了。

回归本我

一个人平素表现出来的力量并非其全部，潜在的力量也是力量。认识到这点，并积极行动，就可充分发挥内在力量。

近来，不知是不是人们的意识高度发达了。即便是笑一下，也要先看看周围人的反应，害怕发笑会招致他人的不屑。同样，捶胸顿足地大哭，怒发冲冠地愤怒，这种场面亦甚是稀罕了。然而，要激发内在的力量，该笑时就得放声大笑，该哭时就得出声痛哭，该发怒时就得发怒。如果总是小心翼翼，以至哭泣、欢笑、发怒都不能随心所欲，又怎能激发内在的力量!

　　保持淡定，凡事谨小慎微固然重要，但是喜怒形于色的人也是该淡定时淡定，该慎微时慎微的呀。如果连欢笑、愤怒都一再压抑，结果只能哼哼唧唧两声，也实在是太绵软无力了吧。如果连自然情感都无法流露，又与人偶相差有几!何不回归原始状态，重新出发，也许真能迎来充满生机的人生。无疑，只有全力以赴，全身心地投入，活出真实、积极的自我，才能充分发挥内在的力量。

　　有一位作家加入整体协会后，朋友们质问他："怎么，连你也加入到那群愚昧无知的野蛮人中间!"不过，且不说是否愚昧无知，倒是拥有野蛮人的力量，则正是"我所欲也"。拥有野蛮人的力量，重新审视现代人的文明生活，不正是我们所期待的吗?

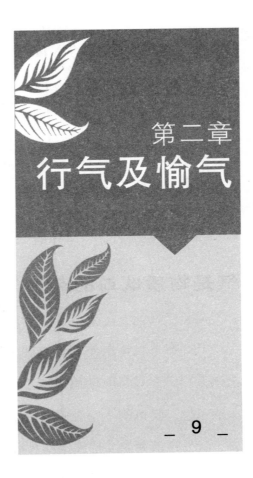

第二章

行气及愉气

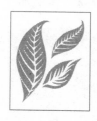

气是物质以前的存在

气，看不见也摸不着，只能感觉，当然也不是用五官去感觉。山中有水时能感觉到水的气息，有火时能感觉到火的气息，闹市的上空升腾着人的气息。30 年前的一个黄昏，我发现前面的一片天空格外明亮，下有气息冉冉上升。信步走去时，却没有了道路，当头是一个神社。即使在漆黑一团中也能感觉到人的气息。一个做了坏事的人，总是给人一种做贼心虚的感觉。

有一个人去相亲，看见她时神态与平素无二，大概是还没有定下来吧。同一天，又碰到她。这次却整个人都神采飞扬，灿然无比，与平时简直判若两人，后来听说是订婚了。所有见到她的人都有同样的感觉，说是很漂亮、魅力四射啦。气是谁都能感觉得到的。

但气不是靠五官感觉出来的，谁也不能言之凿凿。有时莫名的担心，有时事后才明白过来，只是有那种感觉等。气就是这样，看不见，摸不着，闻不到。

鼓着一股子劲儿时，苦呀痛呀都感觉不到。凝神屏气时，视其他为无物。下日本将棋时，对方的脸也幻化成一颗颗棋子，一会儿是"金将"，一会儿是"香车"。神思散乱时，即便竭力回忆，也只能回想起某些片断，记忆也是零落的。就像看光晕下的画，只见一片晕黄，意识是模糊的。心慌意乱时，即便想整理思绪，也总是一团乱麻。意气消沉时，眼里眼外只有自己，周围是一片阴郁，连笑声听起来都格外空虚。意志坚定时，周围自是勃勃生机。

有"气即心"的说法，但气并不等于心，心只是随气而动。当然，身体也是随气而动。有尿意时，自然就想排尿。肚子饿了，饥饿感就会充斥心间，胃也跟着使劲儿。睡意一旦驱散，刚才的困乏恍如梦中。

以前，一位政治家、现任内阁大臣对我说："最近好像累得不行。"我告诉他："有干劲时不会累，没有干劲时才会觉得不堪重负。"他颔首："是啊，我干劲十足时，再多干点儿也没事。一旦没了干劲，就开始觉得疲惫不堪，确实是这样。"

孩子看漫画书时兴致勃勃，让他温习功课，立即就是一副无精打采的样子。然而，一旦有了兴趣，即便是再难懂的教科书，却也会像看漫画一样津津有味。有的人加班时呵欠连天，一打起麻将来却通宵达旦。让出去跑跑腿儿，却畏寒怕冷、磨磨蹭蹭的孩子，一打起雪仗来，即便是寒风飕飕也全然不在意。妈妈们叹息，孩子真是太任性了！她们却不明白，这是气在起作用，因此孩子们的应答才总是那么有气无力、不情不愿的。也许事后孩子们会说，"我不是答应了吗?"气是心灵相通的桥梁，比语言更重要，气就是这样的。

日常生活中，我们使用着很多与"气"相关的词汇，如活力、生机、气馁、意气相投、气性不合、一鼓作气、有气无力、天气、气息、照顾、装腔作势、慌神儿等。可气究竟是什么，却难以说出个所以然来。人们总是无意识地使用着这些词汇。在西方，没有"气"这个词，有 X 线，α 线等，但这些都是物质微粒扩散的形式，不是气。极光、水蒸气，虽然是气的表现，但也不是气本身。

气是物质以前的存在。一棵巨大的榉树最初也只是一粒种子，是种子中的气积聚必要的养分，才长成参天大树。一个孩子拉下树枝找樱花，找不到。叫来爷爷一块儿找，挖到树根也找不着，结果大失所望。也许有人会觉得很好笑，可是这与解剖人体寻找生命有什么区别呢？这并不好笑。孩子们喜欢求根究底，拆卸各种物品，可究竟也是找不出生命的，只是给妈妈添乱罢了。气也是一样的。人也是因气成形，因需求而生的气积聚必要的物质，最后才形成人体。气是受精卵以前的存在，是物质以前的一种势。气看不见、摸不着，只能感觉。也不是凭五官去感觉，只是感觉到而已。气是势，势创造生命。

合掌行气法

行气可增进身体活力，训练从气的引导开始。有一个人被大家起哄，推到圈子中央要求唱歌。他的脸不由自主地红了。是啊，脸红了！在众人的灼灼注视中，他也注意到自己脸红了，于是拼命想保持冷静。结果，愈是变得满面通红。气一上来，心是无能为力的。不要脸红，要保持冷静。他越是拼命告诫自己，脸却变得越红，最后只好尴尬万分地退回到人群中，这是气聚到脸上的结果。后来他说："我好像只意识到脸了，手呀脚呀好像都不存在了。"

受伤了，一旦发现出血，血就会流得更猛，这也是一样的道理。行气训练首先引导气在身体任何部位自由地积聚，然后发散。通过训练，可实现自由聚气、送气和呼气。训练的目的是以心引导气的自由积聚、发散，而不是让心受制于气。

下面练习合掌行气法。首先，双手合掌，在自然吸气的同时有意识地将气从手指吸进两掌之间，然后屏气，再自然呼气，宛如以手掌进行呼吸。坚持一会儿，渐渐地，就会感觉手掌变暖、变热，有如蚂蚁爬行时的酥痒，或又如清风吹拂时的清凉。再坚持一会儿，手掌就会渐渐充盈一室，仿佛"天地一指"，不知自己置身何处，也无身体手足之累，只是合掌于冉冉浮云中。当然，并不是从一开始谁都有这种感觉，只是在练习中，不知何时这种感觉就出现了。刚开始时，练习在吸气的同时将气从手指吸进两掌之间、再呼气都是比较困难的，只要坚持以这种信念练习手掌的呼吸就可。

现在，一起来试一下。双手合掌，在吸气的同时将气从手指吸进两掌之间。当气聚到手掌时，是否感觉到手掌的呼吸？也可感受到从他人的手指传来的气。可请人将手指对着自己的手掌，是否感觉到从对方手指传来的气？手指移动，气也随之移动。出现这种感觉时，再请对方以手掌靠近自己的胸、腹，也会感觉到有气传来。手掌接近的身体部位觉得热，是疲劳过度，处于敏感状态；觉得暖，是松弛状态；觉得冷，是迟钝状态……会有这些感觉吧？其实，不用那么靠近也没关系。气相合，即使离得较远，也会有感觉；气不合时，即使接触也感觉不到。气就是这样。

再次合掌。首先两掌相距3厘米左右。可以发现，两掌会自然相吸，以至相合。两掌相合后，瞑目，再次练习手掌的呼吸。

前不久，有一个人刚做完这个练习，就脱口而出："啊，是鳗鱼！"后来送来的盒饭真的是鳗鱼盖饭。问他怎么知道的，说是闻到了鳗鱼的气味。但是厨房离那儿非常远，而且其他人都没有闻到，我也没有闻到，只有他闻到了，也许肚子饿得很厉害吧。人一旦静下来，就会对内在需求变得非常敏感，或许他就是这样的情形。不过，任谁都可以变得很敏感。

合掌行气法的练习要领是：跪坐、合掌、瞑目，练习手掌的呼吸，一次约 5 分钟。练习时需精神集中，神思散乱时练习毫无意义。精神不集中，练习多长时间也没有用。

胸椎行气法

疲劳，或需要激发内在力量时，可练习胸椎行气法，即在自然吸气的同时有意识地将气聚于胸椎，然后屏气，再自然呼气，宛如以胸椎进行呼吸。胸椎行气后会出汗。胸椎的僵硬部位行气困难，但一旦行气成功，活动性就会变好。坚持以这种信念练习，有一天，行气自然成功，而且自己也能感觉出来。方法很简单，就是以胸椎进行呼吸。一旦做到身心合一的境界，内在的力量就会被激发出来。行气时，可跪坐在地板上或坐在椅子上，也可以立姿或卧姿进行。开始时瞑目练习，学会以后，也可不用瞑目。熟练以后，甚至可在行走或工作中练习。优柔寡断的人、行动迟缓的人练习后变化尤其明显。而久病难愈或营养吸收不良的人，练习后则可大大增进活力。练习胸椎行气法，可激发内在的力量，这是可明显感觉到的。

愉气法

愉气法，即向他人的身体送气。可双方手掌相对或仅以手掌接触对方身体的其他部位，也可不直接接触。在自然吸气的同时有意识地将气聚于手掌，然后屏气，保持从手掌向对方送气的意识，最后呼气，就这么简单。送气时要心绪宁静、神思澄明。气不可过强、浮躁，也不可散乱。

愉气法就是利用人们之间气的相互感应来激发双方内在的力量的，也有人对其效果心存怀疑。其实，一个人只要有气的感应，就会有效果，而顽固的人当然感觉不到。

秋高气爽、晴空万里无云时，自是碧海苍天一片。万般杂念抛却，天心自现，气的感应也生。一个人神思宁静、了无杂念时，就能感受到气。

最初我以为只有人与人之间才有气的相互感应。其实，对着猫的耳朵愉气，猫甚至可能弹跳起来，或者全身、四肢不住地战栗。不仅是猫和狗，其他动物也有感应，甚至对着霉菌愉气，霉菌的长势也会有所增减。即使是霉菌，也会发生这样的变化。

我于 1929 年拥有了一辆汽车。那时有汽车的人还很少，我的那辆车是东京的第 995 号。一匹赛马折断了腿，我给它进行愉气调理后，它又能参赛了，于是马主给我了一大笔谢礼。既然是因马儿来的谢礼，那就买车，也驰骋一下吧。因马的缘分，40 年来，我成为有车一族。马的感应比人还强，得到的谢礼也高，都可以买一辆汽车了。那是我收到的金额最大的谢礼，给人调理可没这么多。看来，真是"人不如马"啊！

动物是能感应的。一些练习愉气的人，甚至专门对着犬、金鱼愉气。不少人甚至表示，热带鱼变弱、开始翻白漂浮在水面上时，如果对着愉气，它们也能恢复活力，重新在水中畅游起来。我没有亲自试过，倒不能作任何保证。不过，我可给无数的人进行愉气调理了的，效果是明显的。对愉气全无感应的人，几乎没有，大家都会产生感应。感应了，内在的力量被激发出来，身体自然得到调理。

植物同样也能产生感应。对着牵牛花愉气，花朵会愈加绽放。一位栽种菊花的人，向着菊花愉气，结果花朵开得格外繁盛，每年都得奖。其他花也同样，对着花蕾愉气，会开得更盛。只要是生命体，这都是共通的。在生命体之间，气都是可感应的。

有人甚至说，非生命体也有气的感应。一位名叫横山大观①的画家表示："我相信愉气法，我画画时就对着画愉气，画出的画我自己也满意。没有愉气时画的，效果就不好。"另一位名叫广岛晃甫②的画家说："我总是画不出直线，可对着画愉气后，直线就画出来了。"在愉气讲习所里，横山大观和另一人谈论："真是人不同，气也各异呀！有的人浅，有的人深，虽然看不见，可是能感觉到。比如这两个人，他们的气就非常弱，几乎都感觉不到。"后来才知道那两个人体质非常弱，年纪很轻就去世了。横山先生因此很得意："我不注意养生，也活了这么长！"一瓶一升的烧酒也能轻而易举地喝下肚去。所以一些感觉特异的人，能够感觉到气的存在，也能感受到愉气的效果。当时，我虽然知道对人的身体愉气可激发内在的力量，但却不相信

---

① 横山大观（1868－1958），日本的美术家、日本画画家，确立独特的无线描法，被誉为近代日本画画坛的巨匠。——译注

② 广岛晃甫（1889－1951），日本画画家。——译注

对着没有生命的、静止的物体愉气也能产生什么效果。

我知道对生命体愉气会出现变化。正如运动系统发达的人身手敏捷一样，选择对方容易感应的时候愉气，效果也会更好。例如在身体出现异常的时候，难受的时候，或命悬一线的时候。在这种时候愉气，感应最强，效果也明显，所以倒不用去争论是否有感应什么的。

被蜂或毒蛾叮了后，对着患部愉气，疼痛会很快消失。据说被虎鱼刺了后一般会疼两天左右，但对上臂愉气，20分钟左右就可止疼。听说山口县大岛郡的一位游泳老师，在一个夏天里，就为数百名被虎鱼刺了的人进行愉气。即便将传言打折，他通过愉气给人止疼的数字也相当可观。

有一次，听山口县的人在谈论，一个被"hami"咬的人，经愉气调理后就好了。当时我不知道"hami"是指什么，以为就是蚊蚋之类的小虫子吧。其后大约3年间，很多人都在我面前说起同样的事。我就问"hami"到底是什么，结果就是东京所说的蝮蛇。被蝮蛇咬了，愉气就能治疗，连我也觉得不可思议。我可没有亲自试验过，住在东京的人也没有这样的机会。

总而言之，气可以激发内在的力量，尤其是生病的人，身体可尽快恢复，体弱的人也会变得强壮。

　　愉气时，对方的气会感应，并发挥作用。例如，手掌对着对方的挫伤部位愉气（不直接接触），就会感到自己的手变凉，继而出现针刺、麻木的感觉。对方也会感到愉气部位时而变暖，时而跳痛，甚至会出汗等。最后，这些感觉消失，挫伤部位的疼痛也消失了。这种现象就是气的相互感应，愉气法也正是利用气的相互感应来激发对方的气发挥作用的。下一章介绍的活元运动，也是利用气的相互感应来诱导的。

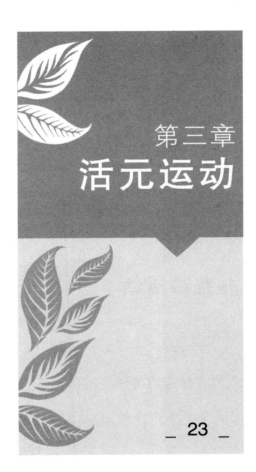

第三章
活元运动

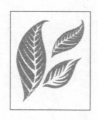

非意识运动

下雪时，不少人会摔倒，人们的解释是雪地很滑。但同样在湿滑的雪地上行走，也有很多人却并不会摔倒。他们在无意识中开始警惕，然而却并不是一步一步小心翼翼地行走。他们无意识地调节自己的身体，从而避免在行走中滑倒。

腰椎僵硬的人因为身体的调节不力而滑倒。腰椎僵硬、缺乏弹性的人，虽然同样心生警惕，但却难以驾驭自己的身体运动。滑倒了，才明白没控制好自己的身体，所以滑倒并不完全是雪的原因。

这种无意识的运动就是锥体外系运动，即未经过意识运动——锥体系运动的神经传导通路的运动。平素进行活元运动的诱导练习（图3－1）、训练锥体外系运动的人，会无意识地避免摔倒，或即便摔倒，受伤也会很轻。

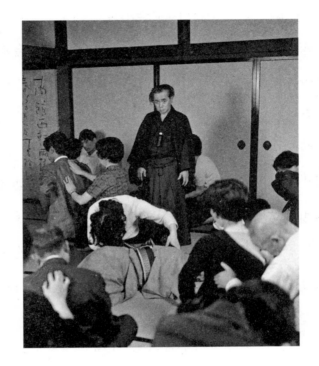

图 3 － 1

前不久，一位父亲骑自行车带孩子，撞到了汽车上。撞上的瞬间，父亲着急"我的孩子啊"！却不料在撞上前，孩子已安然无恙地从自行车上跳下来了。"我刚想着：爸爸，危险，危险！然后就撞上了。"孩子还说，"他那样骑，当然得撞上了。"

父亲问孩子："怎么知道跳下来啊？"孩子回答："活元运动啊，不由自主就跳下来了。危险，当然没法继续坐着了。"父亲也折服了。身体经常会出现这种无意识运动。吃了坏东西，出现呕吐是无意识的。猫碰见狗，毛会直竖起来，这也并不见得是有意识的吧。天热流汗，天冷毛孔收缩。生命体通过调节自己的身体，努力适应环境的各种变化，从而保持自身的健康，这些都是无意识运动。

因此，仅仅维持人体健康就有许多无意识运动参与其中，例如吃完食物会排泄，干了重活肚子会饿等等，各种各样。肚子饿了想吃东西，也是胃应对身体变化的一种无意识运动。大便积存了要排出，也是为了保持身体平衡。我们的身体健康正是大大得益于这些无意识运动。

呼吸空气，通常会同时吸入大量细菌。吸入细菌也无碍，人们又是怎样做到的呢？细菌粘附到物体上，会继续繁衍存活下去。但粘附到人体皮肤上，却存活不了那么长时间，约 10 小时后就会死掉，这是为什么呢？

现在，暂且不谈保持健康的问题。先考虑一下，在各种恶劣的环境中，人们仍然能够健康地生活的原因是什么呢？大脑疲劳了，自然会打呵欠；烦躁不安时，血液循环会发生变化，或是交感神经出现兴奋，以至脸色会发白、变红等。情绪激动的情形长时间持续，身体就会出现异常，所以情绪激动时，就会自然地哭泣、愤怒，进行发泄，这也是活元运动的一种。从前，哭泣、愤怒，都被看做是能量的自然发散，而不是所谓的悲伤或受挫的表现，但现在的人们可没有这种意识。哭泣、愤怒、打呵欠、放屁、肚子饿了想吃东西，这些都是为保持身体平衡而自然发生的，但这些生理需求却大多被误认为是有意识的行为，例如，一般认为吃饭是意识到有了食欲才去吃的，实际上，肚子饿可不是有意识的行为。

食欲这种生理需求也不是有意识产生的，而灵活地使用筷子吃饭的动作，也不是意识一一指挥着进行的，例如先活动小指，然后是中指等。看见想吃的食物，筷子自然伸过去、夹起来，手指自然动作，就这么简单，而不是有意识地指挥中指、无名指、拇指一一活动。这些动作都更多地属于锥体外系的无意识运动，而不是有意识运动。

活元运动是非意识运动，就是指未调动意识的运动，或者是意识产生以前的运动，而不是在意识指挥下的运动，这与大多数人所理解的单纯的无意识运动也有一定区别。

例如步行时，如果被人挡了一下，伸出的腿就会自动缩回来。另外，人走路是双腿交替前行的：一条腿抬起时，另一条腿的肌肉会无意识地做好单足支撑的准备。正是由于这种无意识的运动反复进行，才产生了步行这种有意识的运动。

扭转型体癖，字也歪

锥体外系运动的范围非常广泛。有身体自我保护方面的，如吃了坏的食物会呕吐；也有运动感觉方面的，如平衡身体避免摔倒（这也是身体的一种自我保护）；也有技能等方面的，如弹钢琴时，手指会自动去弹，拿筷子吃饭时，也不用一一去想哪根手指该怎样动，筷子自会伸出去将食物夹起来。因此，要保持身体健康，就不能无视身体的无意识运动。身体应对某种变化而产生的运动，无疑也是无意识运动居多。打呵欠时，上下肢随之伸展的运动也是无意识运动。即便是意识指挥下的各种运动，也只有在锥体外系运动得到相应训练后，才能得到精进。弹钢琴是这样，说话时舌头的运动也是这样。

前不久来了一位扭转型体癖的人，他身体本想保持端正，却总是无意识地扭向一侧。这种情形相当普遍。写字时，对着书桌端正地书写，写出的字却是歪的；而将书桌放偏，身体也偏向一侧时，写出的字却端端正正。有的人吃饭时，膝盖总是偏向一侧，扭着身子吃饭。这些人都属于扭转型体癖。

身体向右扭转的人弹钢琴时，右侧的力度会过强，左侧则过弱。结果，高音区域弹奏的力度强，旋律是出来了，但低音区域力度弱，节奏的力度却难以匹配。因此，在宽敞的场所演奏时，低音区的乐音就难以扩散，只有高音区的乐音清亮地流淌出来，乐声因而变得非常贫瘠，不忍卒闻。而身体向左扭转的人则正好相反，低音区域力度太强，高音区域却很难表现出来。

也许有人会评论他们或者节奏感强，或者对旋律敏感，其实，这些都是因扭转型体癖而导致的音乐表现上的差异。就弹奏技巧来说，他们的弹奏也许并没有什么不到位的地方。歌唱也一样，只有声带和口腔的位置端正，才能唱出高音。扭转型体癖的人，要唱出高音，则只有将身体扭向一侧了。前不久从电视上看了一出德国的歌剧。正对着恋人歌唱的主角，唱到结尾的最高音处时头却突然扭向了一侧。为发出超高音，他只是无意识地将头扭向一侧。对着心仪的人，却扭向一侧倾诉心中的深情，怎么看都有点儿滑稽。唱歌也一样，要发出超过一定限度的高音时，就不得不采取与自己体癖相适应的姿势了。

这些都不是有意识的动作，人的表情也是非意识的。如果有意识地做出某种表情，反而会让人觉得很古怪，表情应是自然出现的。如果表现表情的肌肉机能下降，或未充分进行锥体外系运动的训练，则可能无法浮现笑意，或恰当地做出细微的表情，以至让人无法判断是高兴或是悲伤。因为缺乏无意识运动的训练，所以有意识的运动也可能出现偏差，或无法正确表达自己的意思，这种情形非常普遍。因此，立志磨练技艺或与人打交道多的人，应格外重视锥体外系运动的训练。

锥体外系运动迟钝的人

吃了坏的食物后呕吐是很正常的现象，因为坏的食物进去了，所以得吐出来。呕吐，说明胃的功能强。如果坏的食物继续进入肠道，出现腹泻，也说明肠道功能强。因为呕吐、腹泻而以为是胃或肠道出了毛病，这个身体的主人是不是脑袋有问题？也许身体本身反而会"衷心"感激、鼓励呢——腹泻时说"肠道哟，干得不错！统统都清扫出去吧"；呕吐时说"胃哟，干得好啊"！前几天一个肝脏肿胀的人来求我："昨晚喝酒太多，肝脏肿起来了，给调理一下吧。"喝酒太多，肝脏肿起来不是很自然的事吗？过多的有毒物质随酒进入身体后，肝脏开始发挥排毒作用，这就是肝脏肿胀的原因。喝酒后肝脏出现肿胀并不是异常的表现，而肝脏不肿胀才是"不作为"的表现呢。

锥体外系运动迟钝的人，也许吃了坏东西3天后才出现反应。身体迟钝的人，别人感冒时他不感冒，等大家都好了，他才又开始感冒，所以他的感冒也更重，拖的时间也长。而患癌症、脑溢血、肝硬化的人，也许平时就少有感冒、腹泻之类的吧，这就是身体迟钝的表现。身体迟钝正是源于锥体外系运动的迟钝。饭粒不慎进到鼻子里，立即不由自主"阿嚏"一声，饭粒也随之喷出来，就是身体敏感的表现；如果过了三四天，饭粒才随喷嚏打出来，身体就太迟钝了。如果只是饭粒还好，说不定还有细菌滋生繁殖呢。所以身体敏感，及时反应，才有利于保持健康，这可通过平时的活元运动诱导练习得到锻炼。因此，保持身体健康，促进疾病的早期痊愈，都需要充分发挥锥体外系运动的作用。

自己不进行锥体外系运动训练，反而指望通过他人之力或药物进行治疗，或指望他人庇护自己、给自己助力来保持健康，这样的想法就大错特错了。要调整身体的运动失调状态，自己也必须行动起来。一些人生病之后，甚至连排便也想让他人帮着使劲儿。他们总是面无愧色地怪罪他人：正是你没给我帮忙，我的胃才老治不好；正是那个医生医术欠佳，我的便秘才老没有好转。当然，不论别人怎么帮着使劲儿，大便还是得自己排出来。调整身体的运动失调，当然得自己进行运动，便秘也当然得靠自己使劲儿啦。

这样一个简单的道理，在现在的保健观念中却已悄然消失。疾病逐渐痊愈，不少人却心生不舍，甚至出现恋病情结。还会再犯病吗，是不是会更严重？病痊愈了却依然忧心忡忡，这就是恋病情结的表现。

恋病情结会扰乱锥体外系运动，出现在潜意识中的恋病情结还会扰乱身体运动，结果，身体一方面在康复，另一方面却在破坏着。总之，通过活元运动训练锥体外系运动，使身体敏感应对哪怕是小小的不适，才是保持健康的上上之策。

　　有人企盼"给我健康吧"，但健康是自己造就的，而不是受之于人。只有自己调节自己的身体运动，才能拥有健康。今日的健康正是自己过去生活状况的反映，是身体运动的结果。身体出现异常，也是身体运动的结果。要纠正异常，重获健康，就必须改善自己的身体运动。改善，仅仅使用大脑、有意识地行动是远远不够的。人的身体，还有不通过意识、自动调节身体平衡的内在需求。例如食物，饥饿时可口，饱腹时则难以领略其美味。工作也一样，能量充沛时干劲十足，劳累过度则身心俱疲。能量过剩时易烦躁不安、急于发泄，而适当消耗后会觉惬意，急剧发散后心情也会恢复平静，重获安宁。

　　人人都有感觉，都有内在需求。泡澡也一样，疲惫时水温稍高点儿舒服，平时则温度稍低点儿。年岁渐增，身体衰老，泡澡温度就要稍高一些，否则泡起来就不舒服。

身体舒适，就会拥有健康，并在无意识中形成定势。与之相逆，就会感到不快、疲惫、慵懒、犯困、饱胀等，带来诸多不愉快的感觉。凡事适度，就会觉得快适。

因此，维持身体的快适状态，自会拥有健康；身体健康了，无论做何事都会觉得快适。以为"良药苦口"而勉力为之的做法是错误的。无需通过大脑、在意识出现之前直接感知快适，并按此生活、行动，自会变得健康。意识高度发达的人，反而容易背离健康之道。

进行活元运动的诱导练习时有意屏蔽意识，训练身体的各种无意识运动，从而出现自由的无意识运动，无疑是最高境界。在整体协会的讲习所里，每个月都开设有教授活元运动诱导练习的课程。但进行活元运动诱导练习的目的并不是为了治病，或获得健康，而是训练锥体外系运动。

进行活元运动诱导练习后，锥体外系运动会变得敏感。弹钢琴也一样，前后对比，一看便知。一位棒球球员表示：以活元运动的方式投球，与有意识的投球，两者速度迥异。跳舞也一样。进行活元运动练习后，无意识运动变得敏感，无论进行何种运动，都会变得更加流畅自如。

整体协会教授的活元运动诱导练习，既不是健康法，也不是治疗法，其目的是训练锥体外系运动。坚持进行活元运动诱导练习，身体的锥体外系运动变得敏感，自然就拥有了健康。

活元运动的诱导练习

在进行活元运动诱导练习之前，先做活元运动的准备活动。

（1）呼出体内的浊气。两手按住鸠尾穴（剑突下，心窝下方），呼气。可躬身、尽力呼出体内所有浊气。再来一次，再来一次……当鸠尾穴变得柔软，开始打呵欠时，就可任由呵欠继续，不用再呼气了。打呵欠也是一种活元运动。开始打呵欠，则表明身体已经开始出现活元运动了。

（2）脊椎迟钝、僵硬的人可做脊椎的扭转运动（图3-2、3-3、3-4）。跪坐，上身向后扭转、伸展，眼睛尽力看向脊

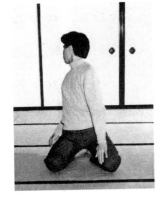

图3-2

椎，然后突然放松，身体恢复原状。左右两侧交替进行，各7次。

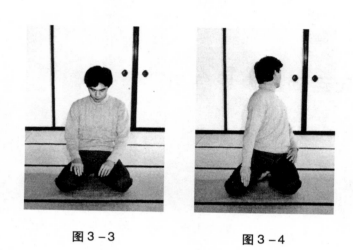

图 3 - 3   图 3 - 4

下面进行活元运动的诱导练习（图 3 - 5）。

（1）首先，跪坐，拇指紧握拳中。缓缓呼气，咬紧后齿，双臂上抬，身体后仰，感受到从颈椎到腰椎急剧受力时，突然放松。重复2次。

（2）双手置于膝上，掌心向上，瞑目，垂头。在自然吸气的同时有意识地将气聚于胸椎，然后屏气，再自然呼气，宛如以胸椎进行呼吸，也就是练习胸椎行气法。渐渐地，会感到身体动起来了，随后幅度越来越大。这时，什么也不用做，什么也不用想，让身

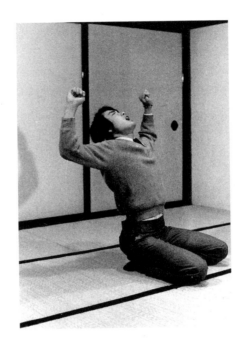

图 3-5

体顺其自然即可。

（3）身体动起来后，可在自然吸气的同时将气聚于身体动的部位，这时身体运动的幅度会更大。颈椎动起来后，将气聚于颈椎；腰椎动起来后，将气聚于腰椎。当然，也不用过分有意识地聚气。身体动起来后，幅度可能相当大，也可能持续较长时间。让它自然停止吧，动的时间虽然有长有短，但不会停不下来。

（4）身体停止动以后，继续闭目养神，什么也不要想，一两分钟都可。活元运动后的闭目养神，效果大大优于其他时候。

（5）如果必须中途停止活元运动，可在自然吸气的同时有意识地将气聚于腹部，然后屏气、呼气，反复几次，活元运动就会慢慢停下来。接着，两只眼睛先后睁开，最后，再一次将气聚于腹部，屏气，再缓缓呼气。至此，活元运动的诱导练习结束。

注意，人的运动是吸气时聚力，呼气时放松。在此特意反其道而行之，在呼气时用力。这是一种特殊的运动方法，这样，胸椎就容易出现活元运动。

无论是谁，都可出现活元运动。也许有些人一刻也无法静下心来闭目养神，或身体僵硬如柱。这样的人刚开始时也许很难出现活元运动，但多进行活元运动的诱导练习以后也是可以出现的。月经期间，感冒时都可出现。活元运动出现后，顺其自然即可。一位心脏不好的人也出现了活元运动，大家都替他捏了一把汗。结束后测脉搏，次数竟然减少，心率也得到调整。"活元运动的幅度那么大，身体还变好了，真是不可思议啊"！其实，活元运动也可锻炼不随意肌，出现这样的结果也就很自然了。

当身体慵懒、犯困、沉重时，活元运动可能很难出现，也许因而就放弃了，这就是活元运动诱导练习的不足。不过，一些人的活元运动也许已经达到收发随心的境界，无论在什么时候，活元运动都可自然出现。当然，在此之前，还必须进行活元运动的诱导练习，所以也就容易犯懒，甚至放弃了。

　　由二人一组进行练习，即便兴致不高的人，活元运动也会出现。这时，就会一改之前的犹豫和慵懒，变得兴致勃勃。由二人一组进行的活元运动相互诱导练习，宛如出现了一股新的力量，暂且称之为气的相互感应吧。原本很难出现活元运动的二人，也大都能成功。一方出现活元运动时，另一方也会随之出现。开始时诱导的一方，在活元运动出现后，也可能转为被诱导的一方，也许是能量过剩一方流向不足一方的缘故吧。在进行活元运动的相互诱导练习时，一些自以为身体弱而作为被诱导方的人，在活元运动出现后，反而转为诱导方，这种情形时有发生。

　　例如，一位患有糖尿病的人，进行活元运动的相互诱导练习时，刚开始是被诱导方，不知不觉中却转为诱导方了。结束后他一边擦汗一边说道："我是病人，所以作为被诱导方，焉知中途却完全颠倒过来。当诱导方的感觉真舒服，浑身爽快啊！"大约 1 周后，该患者表示"有一天排出的尿糖开始急剧减少，昨天恢复到了正常水平。多余的能量发散了，身体就变好了。看来我的能量是太过剩了，一直吃得太多了啊。"说着还露出一副恍然大悟的神情，其实他的身体早就知道了。

我将二人一组进行的活元运动诱导练习称为活元运动的相互诱导练习。建议二人一组进行，也可很多人一起进行，也可全家人一起进行。家里只要有一个人出现活元运动，全家人都会出现。气的相互感应真是太神奇了！

我常想，要是活元运动讲习所蓬勃发展，活元运动的相互诱导练习得到普及，大家共做活元运动诱导练习，全都变得健康、和谐共生，那该是怎样一幅美妙图景啊！有的人以为不吃美食就营养不够，不多休息身体就吃不消。其实，再也没有比"好吃懒做"的思想更有害健康的了，有时甚至还会发展成性命攸关的问题。如果活元运动诱导练习得到普及，人们的保健观念也会发生很大变化吧。不用大吃大喝，营养也足够，身体也不会劳累；不用过多睡眠，也能精神饱满地工作，也能保有健康。有了真实的体验，想来人们也不会再去做有害健康的事了吧。

当今之世，弊端多多。在我看来，现在的保健观念难辞其咎。活元运动诱导练习若能普及，不仅可增强人们的体力，而且还能促进整个社会向善，那该是多么大快人心的事啊！邻里之间互相帮助，一起发自内心地微笑；没有欺诈，只有相互信任。这比整日间疑虑重重、满是戒备的生活，不知要好上多少倍！真的祈愿活元运动诱导练习能成为促进整个社会转变的契机。

　　进行活元运动相互诱导练习时，一旦一方出现活元运动，另一方也会很快出现。家里有体弱的人，和他一块儿进行练习吧。自己身体不适时，就和能出现活元运动的人一起练习。无论是诱导方，还是被诱导方，都能增进健康。家人一起练习时，在家里就可。

　　进行活元运动诱导练习或相互诱导练习，目的并不是为了治病，重获健康，而是旨在激发、发挥内在的力量，从而保有健康，这可是关乎一个人生命观的大命题。

活元运动的相互诱导练习

　　首先，两人商量决定谁当诱导方和被诱导方，然后再进行以下练习。

（1）诱导方两中指轻按被诱导方的颞颥（率谷穴，耳朵上方）并上提，同时两拇指轻按经过两眼中心点向上的直线分别与两耳连线在头上交汇处稍向前的地方（图3-6）。

（2）两人按口令同时开始吸气。注意，这一点非常重要。

（3）诱导方在自然吸气的同时有意识地将气聚于拇指、食指，然后在屏气的同时保持从手指向被诱导方送气的意识，最后自然呼气，重复20次；接着自然呼吸5次；然后再送气，重复20次；再自然呼吸5次；最后再送气，重复20次。也就是对被诱导方进行愉气。

（4）接着，诱导方以手掌轻按被诱导方身体的任一部位，继续愉气，被诱导方则闭目养神。

（5）当被诱导方的头渐渐低垂下来时，诱导方将一只手移到其胸椎最为受力之处（最向外突出），继续愉气，另一只手可轻按其身体任一部位。

（6）渐渐地，诱导方或被诱导方的身体就会出现活元运动。如果诱导方出现，他的手掌就会自然地动起来，在被诱导方的身体上移动，接着，被诱导方也可能出现活元运动，而且双方活元运动幅度会逐渐增大。其后，两人闭目养神，诱导方的手掌与被诱导方的身体保持若即若离的状态（图3-7）。当然，活元运动幅度变大时，即使手掌离开，愉气也会继续进行。

（7）被诱导方的活元运动幅度变小时，诱导方再自然地伸出手掌去轻按其身体，不拘部位。如果活元运动再次出现，就继续。如果手掌按上去后活元运动结束，就顺其自然吧。

（8）活元运动停止后，诱导方的手掌继续轻按被诱导方身体，再愉气一会儿，被诱导方保持自然呼吸。

（9）最后两人同时吸气、屏气，诱导方撤回手掌。被诱导方两只眼睛先后睁开，然后呼气。诱导方两眼同时睁开，呼气。

（10）两人再一起进行前面介绍的活元运动诱导练习，同时注意其特殊的呼吸方法。

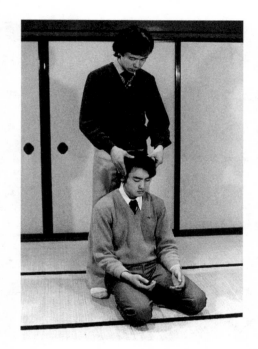

图 3 - 6

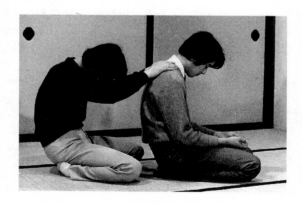

图 3 - 7

进行活元运动的相互诱导练习时，被诱导方的手可能突然动起来，按向诱导方的身体。这样，诱导方和被诱导方的角色就互换了，这是由原诱导方的能量相对不足造成的。能量状况超越意识，正像水往低处流一样，能量过剩的一方就会自然对能量不足的一方进行愉气。

能量过剩时，糖分、蛋白会随尿液排出，否则身体就会出现中毒症状。不过，中毒的人也不在少数。无视自己的身体状况，只是一味地大吃大喝，兴许是坚信营养越多越好吧。结果，营养越积越多，身体的能量严重过剩，以至于健康受损。明明能量过剩了，却依然处处劳烦他人，想当然地把自己当成病人，自己却总是袖手旁观。但是，进行活元运动的相互诱导练习时，能量过剩一方会自动转换成诱导方。作为被诱导方时，他们可能不会出现活元运动，但转为诱导方后，活元运动的幅度却会变得相当大，身体也变得更加健康。当然，无论是诱导方，还是被诱导方，身体都会变好。

当今之世，能量积聚过剩，却又不得发散，结果健康受损、苦于疾病的人不在少数。进行活元运动的相互诱导练习，不时转换角色，就是非常好的能量发散方式。一些人前来练习，原本是想当被诱导方的，结果让他当诱导方，头痛、腰痛也不知不觉消失了，浑身变得爽快。不少人都有这样的切身体验，大概也是能量过剩的缘故吧。

一个人能量是否过剩却是难以判断的，但是在进行活元运动的相互诱导练习时，人的本能会发挥作用，诱导方和被诱导方角色就自然转换了。这时，要顺其自然，继续下去。活元运动的相互诱导练习绝不可勉力为之，切不可自以为有能量而坚持作诱导方。

进行活元运动诱导练习或相互诱导练习时，最重要的是顺乎天心，而不在于方法，这才是根本。顺乎天心，则可免于贪婪，不会向对方渴求什么，或希冀他人感恩。只是顺其自然地运动，必须以这种心态练习。不可觉得自己是在做好事，或自己是诱导方，或是被诱导方，或者炫耀自己的技术，绝对不能有这样的心态。

无论是活元运动的诱导练习或是相互诱导练习，都是一种自然的方法，不可有私心杂念。必须无心，以近乎赤子之心的天心进行，这也是活元运动的相互诱导练习不可作为一种职业的原因。否则稍不注意就可能走了样，产生严重后果。一些人进行了二三次活元运动的相互诱导练习后，就可能突然将手伸向对方身体不适的部位，结果对方的不适立刻消失了。在别人感谢时，他可能自我膨胀，"我呀，什么都能治"！但是，绝不可有此自信。不论何时都须秉承谦虚的本性，依赖本能发挥作用。不是靠知识，而是顺乎生命的智慧，保持完全无心的状态。只有这样，活元运动的相互诱导练习才能成功。"他看起来好痛苦呀，帮他一把吧"，即便是这样的想法，也会妨碍活元运动的出现。因此，在我的讲习所，无论是对诱导方还是被诱导方，都一律收取费用。没有诱导方与被诱导方的区别，两者都是受益者。

有人表示，要做到了无杂念非常困难，本想保持无心的状态，可思绪却不断涌现。其实，思绪不断涌现正是无心的状态，正是心思澄明，才能感知思绪的来去。当然，不是指一种思绪未去，下一种思绪又生。顺其自然，在思绪的浮现、消逝中，伸出手来给对方愉气，活元运动自会出现，各种思绪也会随之消失，从而出现身心合一的状态。身心合一时，平时的不可能也可成为可能。所谓愉气就是指心归一，气随心聚，而后向对方送气的过程。

活元运动反应

　　坚持进行活元运动诱导练习或相互诱导练习，身体就会变得敏感，身体机能也会随之增强，从而出现各种各样的变化，即活元运动反应，它包括以下三个阶段。

　　首先是**松弛反应**。开始时全身倦怠乏力、嗜睡，体内有种莫名的疲劳感，但是很舒服，还伴有某种快感，这是反应的第一阶段——松弛反应期。在这一时期，可能一睡再睡，实际上睡多久都还是想睡，也没有食欲，"因睡忘食"是这一时期的特点。其后身体整个松弛，宛如泡澡或睡意袭来时的舒坦感觉。

　　其次是**过敏反应**。进入这一阶段，会有一种水在皮肤下流动的感觉，或者感觉稍有寒意，这就是反应的第二阶段——过敏反应期。其后，会出现发烧、腹泻、多汗、疼痛等有如急性病的症状，偶尔有人还出现高烧。身体出现过敏症状是这一时期的特点，例如患有牙痛的人，在松弛反应期，牙痛可能消失。然而一旦进入过敏反应期，牙痛症状就会加剧；其后，渐渐变成敏感性疼痛，并开始肿胀；

最后，开始流涎，疼痛逐渐消失。当然，最后出现的是排泄反应。经历三个阶段的时间不一，短则一天，长则可能历时数月。总之，在过敏反应期，会出现急性病的症状，如疼痛、肿胀、寒意等。

最后是**排泄反应**。经过松弛反应期和过敏反应期后，即进入第三阶段——排泄反应期。这时，体内的废物或毒素就会排出体外。例如，神经系统有异常的人，皮肤就会出现各种变化，或大量出汗，或出现类似皮肤病的症状。呼吸系统有异常的人，皮肤也会出现变化，但多以排汗的形式经过排泄反应期。总之，排泄反应的表现很明显，身体会随排泄而变得清爽，由此也知道是进入排泄反应期了。

在活元运动反应期，指甲长得过快，皮肤垢腻也增多，甚至散发出强烈的气味，所以贴身衣物容易脏。一些体内长有结石的人，无论是胆结石、肾结石，还是膀胱结石，都会大量排出体外，不过大多以很臭的尿液的形式排出。也有"性急"的人，直接以颗粒状排出。有人排出的膀胱结石有大豆般大小，还有人排出了 36 颗胆结石。也有人大量腹泻，也有人大量流鼻涕。总之，到了排泄反应期，就表明活元运动反应期已接近尾声，身体机能明显增强，可以长舒一口气了。

所以先介绍一下各个反应期的症状，以免出现时紧张慌乱。在松弛反应期，正感觉身轻体快、了无滞障时，谁知过敏反应期来了，全身开始这儿疼那儿疼，甚至10年前的跌打损伤又开始犯疼。活元运动反应有诸如此类的症状，当然大多数人都会安然度过。

能提前了解一下活元运动反应期的应对方法更好。在**松弛反应期**，松弛最为关键，想睡就睡，感觉浑身乏力时就躺下，不想吃东西时就不吃。特别是从松弛反应期到过敏反应期的过渡期间，会觉得仿佛有水在皮肤下流动，不时感到阵阵寒意。反应强烈的人，更会出现恶寒的感觉。这时，一定要好好保养，注意不要让身体受凉，不要吹冷风，尤其是出汗时更不能吹冷风。总之，要避免任何让身体受凉的情形，同时让身体好好休息，这是松弛反应期的关键。在松弛反应期，可以较长时间接受愉气。

进入**过敏反应期**，身体各处会出现疼痛，然后开始发热。恶寒后出现发热时，不要躺下休息，要像平时一样正常活动。即使高烧到40℃以上也无需担心，仍可正常活动，躺下休息反而不利于度过这一时期。一些人发热后急急忙忙躺下休息，这是错误的。发热前身体需要休息、保暖，但发热后身体保持正常活动反而会觉得舒适一些。总之，在过敏反应期，不需要特别休息。

在**排泄反应期**，身体的僵硬部位开始得到松弛，并出现排泄症状。在松弛反应期，身体整个儿变得松弛、柔软，但在排泄反应期，身体在僵硬部分开始变得松弛的同时还会大量排汗。体内的排泄机能不断增强，大便的颜色也会改变，也可能大量腹泻。身体松弛，排泄加快；排泄后，身体愈加松弛。平时难以松弛的部位，排泄后也变得松弛，例如肩颈部位的僵硬情形也可得到彻底缓解。从过敏反应期到排泄反应期可能发热，但无需特别注意。

练习胸椎行气法有利于度过活元运动反应期，身体的松弛、排泄进程都会加快。

还有其他一些应对活元运动反应的方法。例如，出现喉部疼痛等泌尿系统症状时，可进行足浴，水没过足踝，水温比平常泡澡的温度高 3℃左右。而消化系统出现异常时，则可进行腿浴，水没过膝。足浴、腿浴 6 分钟后，可抬出腿脚来擦拭，有时会发现一侧变红，而另一侧颜色却没变，这时，没变红的一侧可再泡 2 分钟，然后擦干睡觉。这样做有助于顺利度过活元运动反应期。

发高烧时，可将毛巾浸在热水里然后拧干、折叠成 5 厘米左右的方块，敷在后脑部，不时更换，热敷 40 分钟左右，发热 39℃以上时热敷效果更好。后脑部热敷后，体温可能骤然上升，然后开始急剧回落。

在活元运动反应期的三个阶段，身体成功地经历了松弛、紧张，然后再度松弛的过程。排泄反应期结束后，身体完全松弛下来，大便也会出现不同颜色，红、黄、绿、褐、黑都可能，简直是五色便。

尿液也会出现各种颜色，有的人甚至排出黑色尿液。有一位老婆婆，肝脏出现肿块儿，疑似肿瘤。她的尿液就呈深黄色，汗液也是黄的，泡澡后擦拭身子的毛巾也染成了黄色。这个现象消失后，肝脏的肿块也急剧变小，而后保持稳定状态，一年间太平无事。第二年春天，她又开始排出深黄色尿液、汗液，还全身发疹，如患了皮肤病一般，擦身子的毛巾又染成了黄色。老婆婆忍无可忍，到我这儿来诉苦时，肝脏的肿块又开始变小。尽管肝脏上有肿块儿，老婆婆这样的情形还是持续了 7 年，一直到 79 岁。那一年我疏散到乡下去了，她也疏散到别的地方，我们没再见面。

之后收到她的来信，信中写道："今年没有出现反应，尿液、汗液也不黄了，皮肤上也没出疹子，还没有一年这么清爽过。"我告诫她的女儿们："如果没有出现反应，可得注意啊，老婆婆或许今年就要过世了。"之后又过了 2 年，老婆婆在 81 岁时去世。身体不再出现反应，清清爽爽地去世了。不过，活到 81 岁，是如诊断般的死于肝癌，还是因衰老无疾而终，结果不得而知。不过，反正也算得上是寿终正寝了吧。但有一个值得注意的现象是，她每年出现排泄反应时，肝脏的肿块儿都会突然变小，而且这种情况多次出现。

另外，在活元运动反应期，特别要注意身体不可受凉，而反应期结束后也需休息，不可立即活动。身体想活动时，再开始活动不迟，切记。

急性病后的情形也是一样的，退烧后也需卧床休息。如果以为病好了，马上活动，病情反而可能出现反复。急性病与活元运动反应本质上应该是一样的吧。某种症状加重而出现的反应是疾病，而身体机能增强，感知到潜在异常后出现症状，则是活元运动反应。不论是疾病症状，还是活元运动反应，自然结束后身体都会变得更加健康。因此，即便是活元运动反应期，也应坚持进行活元运动诱导练习。活元运动反应结束后，身体一定会变得更加健康。

家人之间尤其应进行活元运动的相互诱导练习，一人身体不适时，可以合二人之力来调理。一人出现活元运动，就可诱导另一人产生活元运动。活元运动的相互诱导练习可大大提高身体的敏感性。

在提高身体敏感性上，二人一组进行的活元运动相互诱导练习的效果大大高于一人独自进行的诱导练习。自己进行活元运动的诱导练习，身体会变得健康，充满活力，不过与他人一起进行的相互诱导练习，可是于人于己都有益的，不妨经常进行。

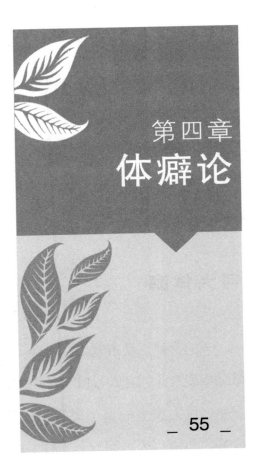

第四章
体癖论

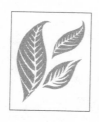

何为体癖

　　人的身体运动方式各不相同。拿同样的东西，有人咬着牙根使劲儿，有人习惯肩膀用力，还有人喜欢腰部用力，显然，用力较多的部位更容易疲劳。从事相同职业的人，疲劳的部位也因人而异。同样，感冒之后，人们的病程也不尽相同：有人咳嗽久治不愈，有人腹泻，有人排尿异常，有人发高烧，有人长期低热……不过，同一个人每次感冒前后的情形却往往大同小异：有的人在感冒之前食欲减退，有的人胃口陡增，有的孩子感冒前精神委靡不振，有的孩子则异常亢奋。

　　在食物上人们也是各有喜好，饮食方式更是多种多样。

可以说，这些差异正是由每个人的身体运动决定的，差异日复一日地重复，即成为习性，表现为各种体癖现象。体癖既是身体运动的外在表现，更是身体的一种内在倾向。

体癖是身体运动个性的习性表现，并不是人所特有。猴、狗、马……所有拥有运动系统的动物都存在着体癖现象。同是穿越一条小径，青蛙一蹦一跳，蛇则蜿蜒爬行。有的狗一有风吹草动便狂吠不止，有的却只是凝神谛听；有的狗一见到什么就"嗖"地一下窜出，有的却只是不停地翕动着鼻翼。狗虽然都擅长奔跑，有的转弯时却像野猪一般笨拙，可小猎犬却能滴溜溜地打转儿。可卡犬从不伤人，斗牛犬却是一咬必是重伤。

不过，本书讨论的对象并非所有动物，而是局限于人。这里的人没有诸如日本人、法国人、美国人等国籍、种族之分，而是包括俄罗斯人、英国人、阿拉伯人等所有生活在地球上的人类。

生命体与非生命体的区别在于生命体能够生长繁殖，并且自主活动。汽车、火车虽然也可以运动，但动力来自外部，而非自身的力量。生命体活动是为了满足内在需求，即生长和繁殖的需要，这也是生命体的基本特征。动物驱使运动系统自主活动，其行动正是内在需求的外在表现。但是，在堆积如山的蔬菜面前，老虎即使饥肠辘辘仍会不屑一顾，要是换了马和牛，情形则大不相同。可见，内在需求是动物行动的根源。肚子饿了，就会想吃东西；有便意，自然会使劲儿；能量过剩，稍稍运动；身体疲倦，休息睡觉。所有行动背后都存在着某种内在需求。所以孩子们打起雪仗来不觉得冷，可大人支使出去跑点腿儿却觉得冻得不行。缺乏内在需求，行动起来当然就不清不爽了，真是"人无利不起早啊"！有的人扛起自己的滑雪装备来身轻体快，可要帮别人扛时，那个沉啊。同样的行李，给1千日元的小费，够沉的吧？要是小费涨到1万日元，不仅顿时轻松许多，没准儿还会自告奋勇多拿几件呢。有了内在需求，浑身就有使不完的劲儿。正如"开弓没有回头箭"，在内在需求的驱使下，人们一旦行动，自然会全力以赴，有时想停也停不下来。如果中途被强行阻断，甚至会大发雷霆。小孩子大哭大闹时，就随他好了，大人不用去做无用功的。

　　表面上看，人是在意识的指挥下行动的。其实，行动的背后总是隐藏着某种内在需求。内在需求激发了内在的力量，行动是其具体体现。愿望随需求产生，并决定行动的方向。因此，仔细观察一个人的行为动作，就能够了解他的行动特性和身体运动方式了。

这里所说的"需求"是指身体内在的本能，并非有意识的需求或大脑产生的欲望。人一旦出生，就会本能地设法生存下去，并不会思考为何而生。不可否认，一些人会自以为有某种天赋使命，或成就某种事业非己莫属。其实，这些都是"事后方知"。实际上，人都是因生存的内在需求而生存。不仅人类自身如此，其他生物也同样受这种本能的驱使而生存着。

动物有三种最原始的本能：种族繁衍、成长和自由行动。受三种本能支配，动物们才驱使运动系统积极活动。

不过，因身体结构差异，无论是动物还是人类，其运动方式、感受性或内在需求的表现形式都各不相同。

小牛吸吮母牛的乳汁长大，按说也可以吃动物性食物吧，可它却只吃草。对于老虎、狮子的美食——羊肉等，从来是不屑一顾的。

动物摄取的食物不同，是由于胃腔分泌了不同的消化酶。消化酶不同，吃的食物当然就不同了。当然，也有可能是因为吃的食物不同才导致消化酶分泌的不同。总而言之，正是生理结构的差异使内在需求呈现差异，而内在需求的差异又进一步造成生理结构的差异。

同样，运动系统结构不同，运动方式也迥异。蛇蜿蜒游动，青蛙蹦跳而行。肚子饿了，蜘蛛仍然耐心张网以待；豹子却主动出击，迅捷如飞；老鹰在空中悠然盘旋，然后闪电般地俯冲而下抓住田鼠。虽然运动方式各异，但它们的目的却完全一致——为了满足某种内在需求。也可以说正是运动系统结构的差异，它们才表现出不同的运动特性吧。

人是生命体，也属于动物范畴，但是人的行动习性、生活习性远比其他动物复杂。

有的人像猫头鹰，夜越深头脑越清醒；有的人却像麻雀，天明即起。有人学习马马虎虎，却总是兴致勃勃地背着沉重的装备去滑雪；也有人不爱运动，喜欢整天呆在家里靠在床上看书。同样是吃，有人狼吞虎咽，有人细嚼慢咽；有人先挑喜爱的食物吃，有人却喜欢将好的留到最后享用；有人喜欢吃肉，有人却只吃素。同样，有人说话喜欢弯弯绕；也有人习惯见风使舵，八面玲珑；还有人信奉

"弱肉强食、适者生存"的进化论观点。

表面上看，人人都长着两只眼睛、一个鼻子、一张嘴，双手可以劳动，双脚直立行走，在生理结构上并没有明显的差异。然而，仔细观察就会发现不同人的生活状态往往大相径庭：有人稍不顺心便大发雷霆，有人无私奉献，有人贪婪吝啬、嗜财如命。钱财乃身外之物，谁也不可能带到彼岸去，也许存起来会留给哪个人吧。不过，活着的时候还是聚敛成癖，绝不撒手。也有人信奉及时行乐，一掷千金。

那么，内在需求表现的方向性、感受性和行动，差异如此之大，根源究竟在哪里？人与人之间运动系统的结构性差异并没有青蛙与蛇之间大。奇怪的是，人的行动特性却千差万别。

为了认识人的体癖，我开始重点研究人的身体结构，个体的身体运动特性、感受性以及左右感受性的内在需求的偏向。

人的行动是在各种外界刺激下产生的，但感受方式不同，反应也各异。外界因素对感受性产生刺激，但感受性却由身体内部因素，尤其是内在需求所左右。例如，肚子饿了，对食物的气味就会变得敏感；能量过剩，也会对红色变得敏感。像我这样热衷于音乐的发烧友，对扬声器的音色变化就非常敏感，对唱片也十分敏感。我收藏了几千张唱片，虽然具体数目不详，但如果谁碰了其中一张，我立刻就能察觉出来。

其他的东西脏了，我毫不在意，可谁要碰了留声机的转盘，我就能敏锐地感觉到他留下的气味，而且立即知道是谁。尽管这样，我对其他气味却并不太在意，牛肉有异味，我也能满不在乎地吃下去。其实，这种现象并不仅仅出现在我身上。一个人只要存在某种内在需求，这方面的感受性便会变得敏锐，反应也更加灵敏，当然也就以身体运动的方式明显地表现出来。

例如，见到美味的食物就会垂涎三尺，而食物格外诱人是因为肚子饿了，有了食欲这种内在需求。否则，再美味的牛排放在刚刚饱餐一顿的人面前，也会失去吸引力。

对声音也同样如此，人们往往对那些与己无关的声音漠不关心。人类的耳朵可以感知20～20000赫兹的声音，对其他振动频率范围的声音无能为力。不过，充耳不闻的情形并不鲜见。对于同样两只耳朵，声音是否"入耳"，也可能因时而异。战争期间，一位学者对研究室外落下的炸弹全然不觉，晚上枕边闹钟发出的"嘀嗒"声却吵得他无法入眠，以至于到我这儿来诉苦。有的人在别人叫帮忙时毫无反应，可谁要是悄悄说一声他的坏话，却逃不过他的耳朵。

当体内存在某种特殊需求时，感受性也会随之有所侧重，感觉的敏感程度也随之发生变化。

掉在路上的一万日元大钞，牛会毫不在意地踏之而过，人却不会无动于衷。有人先左顾右盼一番，再慌慌张张地拾起来揣进腰包；也有人眼疾手快地捡起来占为己有；有人先拾起钞票，再环顾四周；也有人踌躇再三，还是斜睨而去。同是一张钞票，人们的反应却是各异。这是因为人的感受性有所侧重，身体运动自然也随之而行了。

立姿下的运动特性

除人之外的其他动物，内在需求都会以行动直接表现出来。只有人的内在需求有时以行动直接表现，有时则需通过感受性再表现出来。事实上，这两者在本质上是同一的，但因为复杂的感受性的介入，因而即便是同一行动，人们也会各有特色。这是大脑活动的结果，或者可以说是大脑思考、感知后才有的身体运动。因此，在人的身体运动中，除自然、条件反射般的无意识运动之外，有意识运动占绝大部分，而大脑控制下的立姿运动可谓最具特色。

毋庸置疑，在观察人的行动、研究体癖时，当然需要了解内在需求和感受性了，但我却首先从立姿下的身体运动着手，研究各种体癖。

现在暂且不谈意识对立姿的影响，先来看看立姿下的各种运动，即前后、左右、扭转（指180度内的转动，而不是360度的环转）、上下、伸缩等动作。这些运动是身体的某个部位在一定时间内完成的动作，有的耗时短，有的反应迅速。同样是收缩的动作，有的人缓慢回缩，也有的人在瞬间做出反射性收缩。动作的时间因素，"快慢""敏钝"等意义重大，因此，在研究大脑指挥下的立姿运动时，动作的快慢、敏钝因素也应予以考虑。

由此可见，人的立姿运动由前后、左右、扭转、上下、伸缩和敏钝等六种类型组成。例如，倾斜的动作是身体在前后运动中向左或向右一侧用力，因而属于前后运动的一种变体。

通过详细观察一个人的各种立姿运动，就可发现他的运动特性，即他的身体运动具有哪种倾向，有什么特点。例如，有的人身体有前屈倾向。身体前屈原本是道歉，表示恭顺、敬意时的姿势，但是，即便是平时，甚至在发威发怒时他的身体也会习惯性前屈。这完全是无意识的动作，是身体有前屈的倾向所致。

观察人的身体运动可以发现，它绝不是对称均衡的。即便自己觉得是端正的，也总会有某种偏向性倾向。例如双臂上举欢呼的动作，即便自己觉得两臂举得一样高，实际上左右两侧也并不一样。有的人一侧手臂伸得很直，而另一侧却没有，那是他身体重心偏向手臂未伸直那一侧的缘故。有的人会一侧手臂向前，另一侧手臂稍向后，那是他腰椎扭转的缘故。即便他尽力将两臂对齐，一不小心手臂又会一前一后。其实，只要纠正腰椎的扭转状态，两臂自然就对齐了。身体有前屈倾向的人，手臂能伸直到一定程度，但却不能完全伸直。还有的人两臂完全向外伸开。同样是双臂上举的动作，人们的差异是相当明显的。下面尝试通过立姿运动的六种类型倾向对身体运动特性进行分类。

例如，有的人向前运动的速度快，也就是说肌肉的前后收缩快，身体紧张时向前运动。有的人紧张时习惯扭肩，做出防御姿势。而我则是在紧张时身体回缩，即在立姿运动的六种类型中，收缩运动最快，最强有力，因而伸展也慢，身体运动的最大特点就是快速回缩，缓慢伸展。动物中的蜗牛、海螺也是一样，轻轻触碰一下，立刻就缩回去，却迟迟不肯伸出头来，我也属于那种类型。不过，有的人只是象征性地回缩一下，然后立即伸展开来，他们身体运动的最大特点就是快速伸展。

因此，我根据人们在立姿运动中表现出来的运动特性，即最强烈的偏向性倾向是上下、左右、前后、扭转、伸缩，还是敏钝，从而将人的体癖分为十二类。

体癖是一个人运动特性的表现，也是内在需求的方向性表现。它还影响一个人感受性的偏向，但并非一个人的体质。我相信，与其深究那些看不见摸不着的本质类的东西，还不如从现象着手。由此，我将人的体癖分成十二类，以奇数编号表示人在紧张时表现明显的身体运动偏向性倾向，而以偶数编号表示人在松弛时表现明显的偏向性倾向。

（1）上下型：一类、二类

（2）左右型：三类、四类

（3）前后型：五类、六类

（4）扭转型：七类、八类

（5）开闭型（伸缩型）：九类、十类

（6）敏钝型（快慢型）：十一类、十二类

各种体癖的行动特性

一类上下型的人大脑容易兴奋，他们只要往讲台上一站，立刻就精神抖擞、情绪高涨，身体运动也转化为大脑运动了。能量过剩时，思维活动便愈加活跃。其他体癖类型的人胃部不适时，第六胸椎活动性会变差，而一类上下型的人却反而会变得太好。他们自己也常常相互感叹"我们可都是容易激动的人啊"，我妻子便是其中一员。每当她第六胸椎活动性变得太好时，我就会帮她调理，使其复原，这样便万事大吉。如果不加以调理，她便会无端地感到担忧，或变得爱发牢骚，这样的情形一般持续 10 天左右。

一类上下型的人的日常行动表明，他们总是想得多，做得少。能量过剩时，思维就越发活跃，行动却更加消极。为此，我给妻子起了个绰号——"飞天神女"，她本人也欣然受之。有一次，我在讲习会上透露了这个绰号的由来：她思考问题的时候，无论别人跟她说什么，都充耳不闻，即使叫她"飞天神女"，也全然没有反应。于是我以"飞天神女"形容一类上下型体癖的人。他们能量过剩时，大脑开始活动，思维也变得更加活跃。所以一类上下型的人，应是更强烈地表现出弗洛伊德所说的"性欲升华"① 的倾向吧。

而七类扭转型的人则正好相反。例如有一位七类扭转型的人，上司要求他出门去办一点事儿，他拔腿就跑，走到半路才打电话回来问"我该到哪儿去啊"？他们总是先行动，后思考。生气时可能抓起茶杯就摔，事后却懊悔不迭，其实从一开始不摔不就得了。七类扭转型的人总是先出手的行动派，而且争强好胜，不服输。有一对经营幼儿园的夫妇，他们都是我的朋友，丈夫属于一类上下型，妻子则属于七类扭转型。妻子向我告状说："我家那口子向来说话

---

① 据弗洛伊德理论，指将原本的性目的转化为与之有心理关系的非性目的的行为的现象。——译注

不算数，今天说带我出门旅行，明天说干这个干那个，可是一句话也没有兑现过，我根本信不过他。"于是我开导她："你应该知道你先生属于一类上下型吧？他们的特点是，身体中多余的能量全部转化为大脑运动，整天想这想那，可一旦得出结论，事情便完结。例如，当他们对别人感到不满时，常常在心里暗暗列举对方的'罪状'，等到列举完毕，气也就全消了。找到答案之前，大脑会不停地运转；一旦找到答案，便一切都成过眼烟云，行动不行动无关紧要。你们共同生活了几十年，你应该最了解他这一点吧？"妻子却不以为然地答道："生活了几十年，所以我才早就看透他是个爱说空话的人。""那么，你是否了解自己呢？你自己说起话来喋喋不休，可是，你是刀子嘴豆腐心，嘴上说的未必是心里想的。而且，你做事很少深思熟虑，有没有人说你是个冒失鬼啊？"妻子不服气地反驳："凭什么说我是冒失鬼！""那么，你是否觉得你们两口子合在一起，性格更平衡、互补了呢？""这倒是不假，所以，我们才成了夫妇，成了一家人嘛。""那么，就不要抱怨他总是说空话啦！"

同样是人，也是各有差异的。这对夫妇从体型上看，丈夫是大脑袋、粗脖子，四肢细长，一看就是大脑发达的人；妻子则腰圆腿粗，臀部丰满，身体十分健壮。要是打起架来，丈夫绝非妻子的对手。最近，丈夫有我撑腰，对妻子的埋怨干脆置之不理，继续纸上谈兵。每到这时，妻子便还以白眼。妻子没有好脸色，做丈夫的不免还是有些提心吊胆，不得不有所防御。于是，他便时常感到胃痛，偶尔还会半夜三更打电话向我求助。我知道，他肯定又被老婆欺负了。于是，我找到他的妻子："你不用嘴巴吵架，改用眼睛了吧！即使不用眼睛，瞧你那副气势汹汹的架势，跟吵架有什么两样！虽然像你这种扭转型的人天生爱吵架，但是也不能整天跟自己的丈夫过不去吧？"听我这么一说，丈夫的胃痛立即消失了。其实我什么也没做，只是教训了他的妻子几句。这种情况反复出现，结果他的妻子对我说："那是不是他对我的抗议呀？"这倒是被她说中了。

上下型的人常常无意识地陷入思考。一类上下型的人，能量过剩时，即会出现大脑升华的现象。另一方面，那些争强好斗的人总是不自觉地扭转身体（我最初将其命名为防御型），所以我将其称为扭转型体癖。与深思熟虑后再行动或只思考不行动的"大脑型"恰好相反，扭转型的人总是行动先于思考。扭转型的人中，一种是争强好胜的行动派，属于**七类扭转型**；另一种是不肯服输、死要面子的倔强派，属于**八类扭转型**。

而上下型的人中，有的人的大脑紧张会很快在身体上表现出来，或是出现胃痛，或是腹泻，我将这一类人称为**二类上下型**。简而言之，他们的大脑一开始紧张，身体便会立即出现相应的生理反应，可能是自律神经（间脑）十分敏感吧。二类上下型的人，见到脏东西或恶心的东西很容易呕吐，这是他们的特点。他们写文章时极少进行客观描述，而以描绘主观感受为主，如写出"哪怕瞅上一眼，也会感到恶心"之类的话语。其实，那仅仅是他们自己的感受，别人未必有同感。此外，他们还经常使用"浑身汗毛直竖"之类的比喻。

与二类上下型的人相反，**十二类敏钝型**的人通常反应较为迟钝，大概不会有汗毛直竖的情形。哪怕砍头，汗毛也不会竖起来。也许，要等到人头落地，再过了好长时间，他们的汗毛才会立起来吧。前不久，我遇到一位十二类敏钝型的人，他的反应迟钝可没法儿比。我讲了一个笑话，然后他从东京站上了火车，直到九州的博多车站，下了车，他才意识到笑话的可笑之处，兀自一个人笑个不停。听说，法语中有个短语叫做"L'esprit d'escalier"①，就是指那些反应特别慢的人。可是反应迟钝到这种程度，还真是无可救药了。

二类上下型的人在给恋人写情书时，常常说"对你的思念让我茶不思饭不想，几天来真是粒米未进"之类的词句。除此之外，他们还喜欢使用"以泪洗面、肝肠寸断、心灰意冷、肝胆俱裂"等有关身体的夸张词汇来形容自己的感受，期望以此打动别人。也许只有一类上下型的人能稍有同感，对其他人来说，这不过是他一厢情愿的感受罢了，别期待会有什么共鸣。

一类上下型的人是大脑越紧张越容易兴奋，而二类上下型的人虽然大脑也容易紧张，但具体表现在身体上，因此大脑疲劳后会出现倦怠乏力、胃痛、腹泻等症状。

另外，有些人能量过剩时则食欲大增，这些人就属于左右型。他们的特点是肚子饿了时吃东西，生气时吃，高兴时也吃，甚至一边大叫"吃撑了"，一边还是吃个不停。他们吃得过饱时，右肩会上抬；肚子饿了，则左肩上抬。

---

① 意为"马后炮"。——译注

左右型人的特点是完全按照自己的好恶行动。例如，数学是一门客观性学科，而左右型的人却会借口"数学面目可憎"而放弃学习。要是自己心仪的人在研读马克思著作，他也会爱上马克思；要是讨厌那个人了，他也会连带憎恶马克思。"不喜欢"是他们拒绝所有事物的理由。他们一方面滔滔不绝地大谈讲究卫生的重要性，让人以为他一定是有洁癖的人，另一方面却会手也不洗抓起下酒菜就往嘴里送。可是，要是别人也用手抓起来吃，他们则会毫不客气地批评"太不爱干净了"。因此，在左右型中，我将这些行动完全由感情支配的人称为**三类左右型**，而感情直接体现为生理反应的人称为**四类左右型**。

　　扭转型和前后型的人都是行动派，但扭转型的人是先扭转身体，然后开始行动；而前后型的人情绪张扬时肩会上抬，无精打采时肩则下垂，肩是他们心情的晴雨表。他们不运动心里就不踏实，喜欢边做边想，或一边听收音机、唱片，一边做功课，就是所谓的"一心两用"型，这是**五类前后型**的人的特点。而另一些人则恰恰相反，哪怕细微的动静也会让他们无法集中思想，不坐在书桌前就不能专心学习，他们就属于**六类前后型**。

在行动上，一类上下型的人在行动之前必须准备好一大堆理由或大道理，否则就无法开始行动。五类前后型的人行动也同样十分理性，但不同的是，一旦他们制订好行动计划和步骤，就会立刻付诸实施，不管是否找到行动理由。别人看来相当冒险、危险的事情，他们也会精心计划，周密安排，稳妥地执行。这一点是五类前后型的人的行动特点，与上下型的人完全不同。相反，七类扭转型的人行动从来不找理由，也没有计划和步骤，一时兴起就会付诸行动，靠一股子蛮劲儿往前冲。蛮劲是七类扭转型的人的特点，争强好胜也是他们行动的动力。

由此可见，人们在行动上也各有特点。各种体癖类型的分类，以及单双编号的区别，也正是在参考人们的运动特性、行动特性的基础上做出的。有趣的是，行动特性相同的人，体型也十分相似。

上下型的人体型细长，左右型的人身体浑圆、富于曲线，前后型的人体型呈倒三角形，扭转型的人躯干粗壮，给人四角分明的感觉，而伸缩型的人则腰腹部较粗。

有一位著名的女演员长得很像德国人，脸部轮廓分明，属于七类扭转型。我对她说："你虽然长得很漂亮，但并不适合穿泳装。"话音刚落，她就惊呼："你是怎么知道的呀？我都讨厌死了，就是不能穿泳装。"要知道，七、八类扭转型的人躯干都是比较粗壮的。五类前后型体型呈倒三角形，是时下女性最流行的身材。不过，最近九类伸缩型的身材开始走俏，特别是那些身材小巧、肌肉结实而富有弹性的女性正越来越受欢迎。**九类伸缩型**的人的特点是快速伸展、缓慢回缩，骨盆呈内收状态。而**十类伸缩型**的人，年轻时体型与九类并没有多大区别，但每分娩一次，骨盆就会随之撑开，身体也会变得更胖。

九类伸缩型的人是先收缩身体，然后开始行动，而且速度非常快。而十类伸缩型的人因骨盆外展，行动时身体也不会收缩，因而显得不紧不慢，十分放松，感觉也较为迟钝。在食品匮乏的战争年代，每家每户都精心储备食品。九类伸缩型的人更是精打细算，不但对家里现存的食物了然于心，还会想方设法多储备一点儿，以备不时之需，而且，他们绝不会将自己的食品分给外人。

不过，要是饿着肚子去拜访十类伸缩型的人，他们则会拿出所有食物款待。等到所有的食物都吃光了，米缸也见底了，他们才会恍然大悟："糟糕！什么都没有了，自己再吃什么呀?"于是,在战争期间,我就专到十类伸缩型的人家里去蹭东西吃了,"那家的老婆婆会给一杯咖啡喝吧","那家会让我打一次牙祭吧"。其中有一位,用家里剩下的最后一杯咖啡款待了我。结果,10年之后,我们再次相遇时谈起这事儿,她回忆道:"当时,我招待你的可是家里的最后一杯咖啡啊。后来,先生回家了,说想喝一杯咖啡。可是,家里没有了。先生说'那就把咖啡豆重新煮一煮吧'!可是,煮过的咖啡豆也被扔掉了。是啊,煮过一次的东西可不就该扔吗。等到先生说想喝咖啡、又找不到时,才发现用来招待你的咖啡是最后一杯。"十类伸缩型的人就是这样,生活起来不紧不慢、悠然自得,心态也十分平和。

女性一般更年期后开始发胖,但十类伸缩型的女性则是分娩之后就会发胖。这一类人虽然年轻时还比较苗条,但是观察她们的行动特性,就可以预测她们一旦生了孩子,体型就会走样儿。现在,用体重分布计就可以发现,足底外侧承受体重较大的人就属于十类伸缩型。当然,在她们年轻、身材也很苗条时,不通过测量确实较难判断。不过,可以观察她们的行动是悠悠然然、大开大合的,还是敏捷细致的;情况紧急时是依然漫不经心还是深思熟虑?如果是前者，则属于十类伸缩型，后者则是九类伸缩型。

　　我曾经遇见一位女性，在六十年代使用的木炭还是战争期间存储起来的。当然，她是一位茶道老师，木炭不可或缺，于是将木炭埋在自家院子里了。可是这些木炭一直用了 20 年，我笑称她真不愧是九类伸缩型的典型。在笑话别人的同时，我也不禁反躬自省，发现自己不过是五十步笑百步。在那个年代，我也珍藏了许多留声机的针头。讲习所在空袭中遭到轰炸，我在慌忙逃生时还不忘抢出一包。现在看看，30 年也用不完。如果房子幸免于轰炸，我存的针头也许两百年都用不完呢。取笑别人储存木炭，却忘记自己囤积针头，原来我本人才是九类伸缩型的典型呢。

　　观察伸缩型的人的行动特性，可以区分他属于九类或是十类，或者预测将来体型的胖瘦。不过，有了体重分布计，就可比较容易地判断一个人属于哪种体癖了。十类伸缩型的人足底外侧承受的体重较大，即便是小孩，只要在体重分布计上一站，这种重心偏向也是很明显的。

体癖观察

　　如前所述，体癖不仅表现在人的感受性或心理活动倾向上，还表现在身体运动的偏向性倾向上，即偏向性运动。此外，也与内脏器官存在着某种关联。

例如，五类前后型的人属于运动升华型，呼吸系统极为健康，肺活量大，呼吸深长。而三类左右型的人则胃功能强，吃得再多也不会伤胃。又如，左右型的人行走时左右足底中承受体重较大一侧（重心一侧）的步幅会无意识地变小。如果蒙上眼睛向前走，即使想走直线，也会不由自主地向身体重心一侧弯过去，重心偏左的人弯向左方，重心偏右的人弯向右方。重心偏左的人容易出现便秘，如果行走时有意使左侧的步子迈得大一些，则可缓解便秘。

身体异常立即表现在泌尿系统上的人属于扭转型体癖。排尿不畅时，按压、松弛左大腿内侧僵硬部位就可缓解症状。饮酒过量时，多向左右两侧扭动身体，即可使酒精随尿液一同排出体外，达到醒酒的效果。

当初，我根据内脏运动和疾病的特点进行体癖分类。例如，身体异常立即表现在胃肠上的人为胃肠型，而情绪紧张立即表现在泌尿系统的人为泌尿型。考驾照时还没上路就要去撒尿，一坐上汽车就出现尿意的人当然就是扭转型了。

在此之前，我还尝试用动物名称来称呼不同体癖的人，如长颈鹿型、豹子型、河马型、白熊型、海狮型等。我曾经将一位女性称作海狮型，她自己也欣然受之。焉知10年之后，她却愤愤不平地质问我："你是不是将我称为海狮型啊？"问及原因，原来她生平第一次在动物园里看到了这种动物的样子，因而对这个称谓感到十分气愤。

40多年来，我一直为成百上千的人进行整体指导。我发现，同样是感冒，有人总是表现为胃肠不适，有人则是先感到喉部不适，继而出现泌尿系统症状，还有的人呼吸道症状迟迟得不到缓解。总之，每个人感冒后的症状总是呈现一定的模式。由此我认识到只有充分了解每个人的身体特点，才能有效地进行健康、整体指导，为此，我根据人们的身体运动特性进行了分类。

渐渐地，我发现无论是足底承受的体重分布、身体运动的偏向性习性、感受性的偏向性反应，还是左右人们的内在需求，其实都是同一的，为此，我将其统一定义为"体癖"，并分为十二种类型。

这就是体癖一词的缘由。在此之前，我还颇费了些思量。我曾经长期将这种现象称作体质。不过，感受的偏向性反应有时也有过敏反应的意思，即容易受到影响，因而似乎不完全是体质问题，而应是身体本身的某种特质。所以，我也一度称之为"十二类身体特质"。大约在18年前，我最终决定使用体癖一词，虽然词典中未必能够找到，不过，在我看来这是最为贴切的说法。"体僻"虽然是我自创的一个新词，但是它明白易懂，使用方便，这也许就是汉字的独特优势吧。

体癖，就是身体的癖性。如挠头，双臂抱在胸前，总是左侧鞋跟磨损，经常出疹子、长痤疮等，都属于体癖现象。动不动就挠头擦鼻子的人，是前后型；一有什么事就"砰"地拍一下脑门的人，则是扭转型。身体一坐下就将脚跷在茶几上或伸长身子躺下，则常常是上下型的人做的事。

随着观察与研究的深入，我开始注意到体癖类型与脸型之间的关系。如果一个人的脸型和身体都属于上下型，那么他就是纯粹的上下型。如果一个人身体是上下型，但脸部却呈四方形，那么他就不是纯粹的上下型，而应属于上下扭转型。结果是性格既敏锐善感，又不拘小节，有着非凡的实力，却又懒于竞争，或者根本就是深藏不露、胸有城府。

脸型有时还可反映一个人反应的快慢，或潜在的体癖特点。结合身体和脸型进行判断，可更好地认识体癖现象。

此外，一个人在非理性状态下出现的姿势、表情和行动，会明显地显现出他的偏向性运动，完全体现体癖特征。当然，这不是人们在慢条斯理地说"是啊，就是这样的"等时的表情，而是在非理性状态下如"啊，这是怎么回事！"时的表情和姿势，它完全暴露了一个人的体癖特点。一个人在吃惊、强词夺理、发怒、狡辩、失意、得意等非理性状态时的行动，往往将他的体癖特征暴露无遗。因此，观察一个人在非理性状态下的行动特点，就可更准确地判断他的体癖类型。

于是，我逐渐意识到，观察人们的行动也可判断其潜在的体癖类型。

"电车满满当当的，根本挤不上去。等下一班电车来了，刚想上去，又被旁边的人挤了出来，连脚都插不进。接着，下一辆电车来了，被后面的人推搡到车前，车门却关上了。直到第四辆电车，才好不容易挤了进去……真是太糟糕了！"如此这般，不先说上一大堆废话绝不进入正题，正是二类上下型的人的特点。而迟到了却仍然若无其事地走进来，面不改色地坐下，如果受到责备，也自有一堆说辞的人，则是扭转型的人的风格。因此，观察一个人的行动、语言等，也可发现他所具有的体癖特点。

体重分布计

但是，观察一个人的体癖难免带有主观性。例如，一般来说，身体重心一侧的肩会向上抬，但有的人重心一侧的肩反而会下垂。又如，通常身体重心一侧的足跟会向后拖，但有的人却并不那样。人们一般以重心一侧的手拎包，但在伸手取包或放下时则习惯用非重心一侧的手。同时，人们一般以非重心一侧的手去取距离自己较远的物品，而以重心一侧的手提重物。观察一个人的身体运动方式，就可发现他的重心偏向身体哪一侧，但却难以精确判断他重心偏向的程度。

为此，我研制开发了体重分布计（图 4 -1、4 -2）。

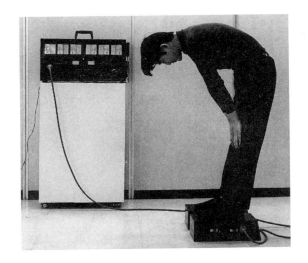

图 4 - 1

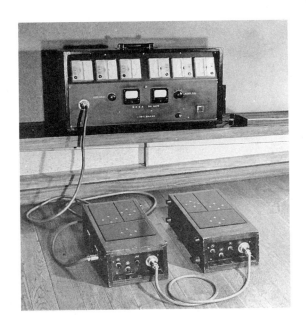

图 4 - 2

　　人的身体运动大部分是在立姿下完成的。所谓立姿，就是指人体站立时身体重量完全落在两足足底时的状态。不过，人体处于立姿时体重并非集中落在足底某一处，而是分布在拇趾根部（足底内侧）、足跟（足底后方）以及其他四个脚趾的根部（足底外侧）等三处。

　　猴子的足底却只有两处支撑体重，拇趾根部使不上劲儿。因此，猴子的手臂长得较长，以辅助脚掌平衡身体。人类拇趾根部的第一跖骨比猴子发达，从而形成三点支撑，手也因此从辅助脚的功能中解放出来。人类能够直立行走以后，拇指与其他四根手指可以进行对掌运动，从而掌握了更多的技能。

　　人能够在立姿下做各种动作，正是由于身体重心可在足底三个支撑点之间移动所致。重心移向足底外侧时人容易摔倒，超过一定限度时，不管怎么努力恢复平衡，身体还是会摔下去。如果重心移向足底内侧，则无论如何也不会摔倒。为此，我设计制作了体重分布计，以测量人们在习惯性姿势和无意识姿势下足底承受的体重分布及其变化，以了解身体的偏向性运动，并以具体的数值体现出来。

　　体重分布计的使用方法如下。测量时，先站在体重分布计上，身体保持稳定，测量足底三处的体重分布情况。然后有意识地高举双臂、身体向左右侧弯、扭转、下蹲、鞠躬（前屈）等，再测量足底体重分布情况。比较人在稳定立姿及立姿下运动时的体重分布数值，就可清楚了解运动时足底承受的体重变化、偏向性倾向以及以具体数值体现的偏向性程度。

这样，对于前后型体癖的人，就可明确知道足底前方（内侧＋外侧）承受的体重究竟比后方多多少，而左右型体癖的人，也可明确了解左右足底承受的体重差异。由此可见，足底体重分布可明确反映身体运动的偏向性倾向。

身体运动呈左右、前后或扭转倾向的人，只要往体重分布计上一站，其偏向性倾向即刻一目了然。不过，对伸缩型或反应敏钝型的人就比较困难了，上下型也是。

前后型的人的前后偏向性倾向体现在腰椎以下，而上下型的人则体现在颈椎以上，所以，将上下型视作前后型的变体也未尝不可。那么，到底如何区分上下型和前后型呢？可以通过作双臂上举以及鞠躬的前屈动作进行判断。前后型的人，平时腰椎以下习惯性地前屈，因此做前屈运动时，腰椎不可能再向前屈，否则就会向前趴倒。这时，他们的臀部会相应地向后撅，体重分布计就会显示足底后方承受的体重增大。

而上下型的人只有颈椎以上部分向前屈，所以他们在做前屈运动时，足底前方承受的体重会增大。因此，只要站在体重分布计上做前屈的动作，就可区分是上下型还是前后型了。不过，对于身体运动中体现出来的时间变化（敏钝）、紧张、松弛、伸展和收缩等特点，依靠体重分布计就比较难以进行判断了。

仔细观察人们的运动特点，可以发现骨盆内收的人，收缩速度快；而骨盆外展的人，则收缩速度慢。因此，可以通过体重分布计了解身体重心是偏向足底内侧还是外侧，从而判断骨盆的开闭状态。重心偏向足底内侧的人即为闭型，偏向足底外侧的人为开型。人体重心越向后，身体越松弛；重心越向内、向前偏移时，身体就越紧张。另一方面，重心越向内，身体越容易保持平衡；重心越向后、向外偏移时，身体就越不容易保持平衡。

因此，闭型的人即为九类伸缩型（开闭型），骨盆内收，身体总是处于紧张状态，收缩动作十分迅速。相反，开型的人骨盆向外展开，总是一副悠悠然、不紧不慢的样子。体重分布计可以显示一个人的身体重心是偏内还是偏外，从而判断他是属于闭型还是开型，即是伸缩型的九类还是十类。

此外，在体重分布计上多次测量结果都相同的人属于钝感型，而每次测量结果都不同且差异较大的人属于敏感型，因此长期跟踪测量一个人的体重分布变化，就可判断他是属于敏钝型的十一类还是十二类。

解读足底体重分布

如前所述，体重分布计可以同时测量人在立姿下左右足底六处（拇趾、其他四指根部、足跟）分别承受的身体重量（图4－3），从而以具体数值的形式明确显示包括无意识运动在内的人的运动习性。

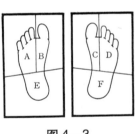

图4－3

用体重分布计进行测量时，人站在测量台上做出各种动作，由他人记录动作到位时左右足底六处的数值，以此了解一个人足底承受的体重分布、比例以及重心移动的特点。

此外，还可进行长期跟踪测量，以了解身体偏向性运动及身体的周期性变化。

不过，解读足底体重分布需要一定的经验和知识。下面，以一位 54 岁女性的足底体重分布状况进行说明（表 4 -1）。

表 4 - 1　足底体重分布状况

动作	A	B	C	D	A＋B	C＋D	A＋B＋C＋D	左足 A＋B＋E	右足 C＋D＋F
	E		F		E	F	E＋F		
紧张立姿	8	5	4	8	13	12	25	21	20
	8		8		8	8	16		
双臂上举	8	4	4	8.5	12	12.5	24.5	19	22
	7		9.5		7	9.5	16.5		
身体侧弯（左）	9.5	6	3	9	15.5	12	27.5	26	15
	10.5		3		10.5	3	13.5		
身体侧弯（右）	3	1	3.5	10	4	13.5	17.5	5.5	35.5
	1.5		22		1.5	22	23.5		
身体扭转（左）	9.5	1	9.5	3	10.5	12.5	23	14.5	26.5
	4		14		4	14	18		
身体扭转（右）	4	7	1.5	4	11	5.5	16.5	27.5	13.5
	16.5		8		16.5	8	24.5		
蹲姿	5	12.5	14	3.5	17.5	17.5	35	19.5	21.5
	2		4		2	4	6		
身体前屈	7	5	5	6	12	11	23	21	20
	9		9		9	9	18		
松弛立姿	4	2	2	5.5	6	7.5	13.5	19.5	21.5
	13.5		14		13.5	14	27.5		
单足站立	14	9	10	18					
	18		14						

注：单位为公斤。

看足底体重分布表时，首先应比较**紧张立姿**及**松弛立姿**下分别测得的数值。

从表4-1可以看出，被测者处于紧张立姿时，足底外侧承受的体重大于内侧，而从整体来看，则是足底前方（内侧＋外侧）大于后方。处于松弛立姿时，则是足底后方承受的体重大于前方，外侧仍然大于内侧。这种足底外侧与后方承受的体重大的倾向，正是十类开闭型（伸缩型）体癖的人的特点。

比较紧张立姿和松弛立姿下足底前后方承受的体重差异可以发现，人在紧张时重心靠前，而松弛时则重心靠后。因此，仅凭足底前后方承受的体重差异，就可判断一个人是处于紧张状态还是松弛状态。被测者紧张立姿时足底外侧承受的体重大，松弛立姿时足底后方承受的体重大，正是典型的十类开闭型的特点。

此外，在立姿时做**双臂上举**的动作，除上下型和五类前后型体癖的人外，一般人足底后方承受的体重会增大。从表中可以看出，被测者双臂上举时，足底体重分布状况与紧张立姿时相差无几，后方只是稍有增加。因此，可以判断被测者既不属于五类前后型，也不属于上下型。

身体有前屈倾向的前后型和大脑或颈部容易紧张的上下型，在双臂上举时足底前方承受的体重会增大。当然一般人在紧张状态下做双臂上举动作时，足底前方承受的体重也可能增大。不过，如果在松弛状态下双臂上举时足底前方的体重仍然增加，那么就可能是以下情形了：要么是大脑和颈部容易紧张的上下型，要么是具有前屈倾向的前后型，或者是颈椎僵硬或有前伸倾向。

做**前屈动作**（鞠躬）时，与紧张立姿时相比，足底前方承受的体重明显增大则为上下型，后方明显增大则为前后型。被测者做前屈动作时，足底后方承受的体重增大，但程度明显不如前后型。前后型的人腰椎原本就向前屈，做前屈动作时臀部会反而向后撅，这就是他们身体运动的特点。

身体有前屈倾向的人在鞠躬时，低头的同时臀部会向后撅。由于身体原本就向前屈，所以再要向前屈时就只能靠臀部向后撅才能保持身体平衡，反映在足底体重分布上就是足底后方承受的体重大于前方。不过，被测者做前屈动作时，足底后方承受的体重只是稍稍增加，足底前方承受的体重仍然大于后方，这一结果充分证明，她既不属于前后型，也不属于上下型。

从**扭转动作**的足底体重分布情况来看，被测者向右侧扭转时，右足底后方承受的体重大于前方；而向左侧扭转时，则是左足底前方承受的体重大于后方。同样是扭转动作，向一侧扭转时是后方大，而向另一侧扭转时却是前方大。足底前方承受的体重大于后方表明向这一侧扭转时较为费力，身体不得不保持紧张姿势；而足底后方承受的体重大于前方则表明向这一侧扭转起来较为轻松。由此可见，被测者的身体平时有向右侧扭转的倾向。

做**侧弯动作**时，足底承受的体重变化也十分明显。一般来说，身体向左侧弯时，左足承受的体重大于右足；向右侧弯时，则右足承受的体重大于左足，即身体倒向哪一侧时则该侧足底承受的体重大。当然，该被测者也不例外。但是，比较她足底前后方承受的体重差异也可以发现：身体向右侧弯时，右足底后方承受的体重大于前方；而向左侧弯时，左足底前方承受的体重大于后方，这与做扭转动作时的情形相似。这也证明，该被测者身体平时有向右侧扭转的倾向。

从扭转动作和侧弯动作中可以看出，被测者身体明显具有向右侧扭转的倾向。这在侧弯动作中尤其明显，实际观察也可以发现：被测者做侧弯动作时，身体倒向右侧时轻而易举，幅度大，而倒向左侧时则非常困难。左右足底承受的体重分布也显示，身体向右侧弯时右足承受的体重大，而向左侧弯时，左足承受的体重却相对较小，两者之差达9.5（35.5 −26）公斤。当然，从足底前后方承受的体重差异来看，被测者向右侧弯时仍然是右足底后方承受的体重大，而向左侧弯时也仍是左足底前方承受的体重大。

无论是侧弯动作还是扭转动作，被测者都是右侧做起来更加轻松，很明显她的身体有向右侧扭转的倾向，那她是否就不属于前面判断的十类开闭型体癖了呢？

下面再看**蹲姿**时的足底体重分布状况。蹲姿时，九类开闭型的人足底内侧承受的体重明显大于外侧；而在做其他动作或姿势时，足底内外侧承受的体重几乎相等。只有在蹲姿时足底内侧承受的体重才大于外侧，正是闭型（九类开闭型）的人的体重分布特点。

从被测者蹲姿时足底承受的体重分布来看，她也是足底内侧承受的体重大于外侧，前方大于后方。但进一步比较可以发现，她足底前方承受的体重为35公斤，而后方仅为 6 公斤，这表明她身体向前倾得相当厉害，足跟只是勉强碰到测量台。如果不是有意识地向下蹲，她足跟可能根本就不会着地，结果只能是半蹲了。如果要求她足跟踏踏实实地与地面接触，则很可能因失去平衡而摔倒。

十类开闭型的人下蹲时要是足跟踏踏实实地落地，则身体会失去平衡摔倒。被测者为防止摔倒，所以身体重心前倾得很厉害。足底的体重分布也显示，她此时处于最为紧张的姿势。如果不注意到这一点，就可能误将她归为九类开闭型了。综合做其他动作时的足底体重分布情况，可以判断这是十类开闭型在半蹲时的情形。

如果被测者下蹲时因足跟紧贴地面而失去平衡，那么她会向哪个方向摔倒呢，是倒向正后方，还是右侧，左侧？

实际上，被测者无论是做扭转运动还是侧弯运动，都是右侧做起来轻松，左侧费力。一般而言，运动起来较为轻松的一侧容易保持平衡，而较为费力的那一侧则容易失去平衡。因此，她会向运动较为费力的那一侧，即左侧摔倒。

为了证实这一推断，不妨再仔细比较她下蹲时左右足底承受的体重差异：右足承受的体重比左足多 2 公斤。被测者在做下蹲动作、身体处于最为紧张的姿势时，重心也偏向右足，而左足的负担则相应较轻。因此，一旦左足承受的体重加大，身体自然会倒向这一侧。

基于以上理由，可以判断被测者属于十类开闭型，且身体处于扭转状态。从扭转、侧弯动作时的足底体重分布可以明显看出，她的身体有向右扭转的倾向。

但是，要最终做出被测者属于十类开闭型的结论，还需要解释一个与正常情况相悖的现象。一般来说，做**单足站立动作**时，足底内侧承受的体重大于外侧则身体更容易保持平衡。而被测者做单足站立动作时，左右足底外侧承受的体重均大于内侧，结果身体都不稳定。她身体向右扭转的倾向是否与腿部异常有关呢？

单足站立时若足底外侧承受的体重大于内侧，则身体容易摇晃。即便如此，通常身体重心偏向一侧的人，则该侧单足站立时，身体依然可以保持平衡，但被测者却是左足、右足单足站立时身体都不稳定。她身体出现向右侧扭转的倾向，是因为腿部有异常，还是一侧髋骨过度向外伸展了呢？

由此可见，被测者的身体向右扭转的倾向属于非正常扭转，而非原本的体癖的偏向性倾向。正如髋骨出现异常的人足底体重分布可能出现开闭型的特点，但那也不是原本的体癖偏向性倾向，这可以通过做立姿下的各种动作分辨出来。

该被测者确实属于十类开闭型，她身体向右扭转的倾向是由髋关节异常造成的。髋关节向一侧扭转的人，常常伴有不孕症。她是否也有不孕症倾向呢？经向本人求证，果然不出所料。

当然，如果一个人骨盆外展和内收时足底体重分布呈现较大差异，则可判断他属于开闭型体癖。比较被测者在蹲姿和紧张立姿时的足底体重分布，可以发现足底内侧承受的体重变化很大；而做左右侧弯或扭转动作时，左右足底内外侧承受的体重差异也较大。经验丰富的整体指导老师一看这几组数据，就可立即判断她属于十类开闭型体癖。

在整体协会的总部和各分部的讲习所里均配备有体重分布计。当然，它与普通体重秤的功能不同，不过，若想知道自己的体重，只需将左右足底六处的数据相加即可。

大家可以利用体重分布计了解自己的身体运动特性，或帮助自己发现那些尚未察觉的、过度的身体运动偏向性倾向。如果这种变化已对健康带来了不利影响，则可为自己量身设计一套体癖纠正体操加以纠正。

由此可见，十二类体癖类型都可通过体重分布计以具体的数值进行判断。1955 年 10 月，我在整体协会的会刊《全生新闻》上发表了题为体癖的文章，并开始专注于体癖研究。但是，在确立以足底体重分布研究体癖的方法之前，我对外界鲜有提及。

我认识到体癖研究是无法凭借一代人的努力完成的，要穷尽各类体癖的特点，还需要大家不断地进行探索和总结，并付诸实践。为此，我将整体协会改制为研究机构性质的社团法人，使之致力于体癖研究。当然，作为社团法人，整体协会还肩负着整体普及的义务，并为此通过活元运动会、整体指导会、潜意识教育会等开展活动。不过，我将整体协会改制为社团法人的初衷还是为了彻底进行体癖研究，这也是整体协会的使命所在吧。

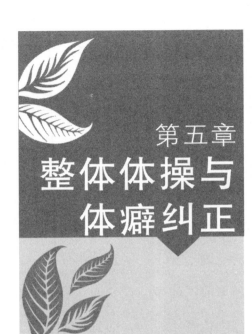

第五章
整体体操与
体癖纠正

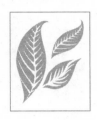

　　每个人的身体运动都伴随着无意识的偏向性运动，也就形成了体癖。正如职业各有分工，每个人身体的偏向性运动也各不相同，而且反反复复地进行，因此，身体的一些部位会使用过度，而另一些部位则会使用不足。

　　现代人身体的偏向性运动尤其明显，很有必要进行调整。汽车轮胎单侧磨损，更换后可以延长使用寿命。人的偏向性运动容易造成身体的偏向性发育或偏向性疲劳，长此以往，身体的正常运动、姿势都会受到影响。整体体操又称为"体癖纠正体操"，目的正是纠正身体过度的偏向性运动，其特点如下。

　　（1）目的是纠正身体的偏向性运动，是局部的体操，而不是以锻炼整个身体为目的。

（2）旨在纠正个人的偏向性状态，完全是个人用体操，可根据足底体重分布显示的身体运动习性进行设计。

（3）过度的偏向性运动得到纠正后，即可停止练习。偏向性运动发生变化，体操内容也应随之调整。

（4）在卧姿下进行，以达到全身松弛的目的，因为人处于立姿时，难以得到全身松弛。

（5）练习时间仅需40秒左右。

（6）配合呼吸转换的间隙完成动作。

（7）每天只需练习一次。如果动作与呼吸配合失败，则立即起身，停止练习，不必重做。

（8）在就寝前练习。全身松弛的最高境界即是睡眠，要充分利用睡眠以取得最佳效果。

（9）不必过分追求动作的准确性，而应关注动作完成后身体松弛的过程。动作完成后，什么也不想，直至呼吸恢复平稳，从而让身体得到调整。

以上即是整体体操的特点。当然，还可以慢节奏的方式练习，因为缓慢运动比快速运动更消耗体力。此外，还有一种利用无意识运动的体操，即前述的活元运动诱导练习，在此就不再赘述了。

⊙ 整体基础体操

整体基础体操（图5-1、5-2、5-3）的目的是使整个身体得到松弛，因而采用身体处于完全松弛状态的卧姿进行。在仰卧姿势下要使身体某个部位受力并保持，则需动员全身的力量。因此，动作虽然简单，却可以达到全身松弛的效果。

（1）仰卧，在呼气的同时以头部、肘部和足跟为支撑点，使身体抬离床面（注意不可抬得过高），直至全身受力。

（2）在呼气结束瞬间，身体落下，全身放松。然后瞑目，什么也不想，直至呼吸恢复平稳。

注意，整体基础体操尤其适合初学者。通过练习，可体会在呼吸间隙身体受力和松弛的转换。如果在呼吸间隙动作失败，则停止练习，起身。

另外，全身僵硬、疲劳的人并不多见，大多数人的疲劳都是由各自的偏向性运动造成的身体局部性疲劳。

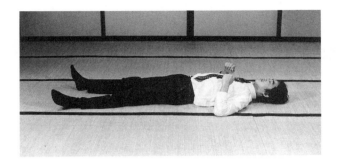

图 5 – 1

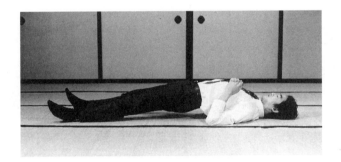

图 5 – 2

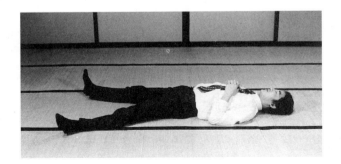

图 5 – 3

⊙ 一类上下型

一类上下型的人大脑总是过于活跃。例如，吃东西之前要了解各种食物的营养价值，凡是有营养的食物，不管好吃不好吃，都能吃得津津有味。

一类上下型的偏向性疲劳是由大脑紧张造成的，可通过一类上下型整体体操（图5－4、5－5、5－6）进行调整，调节部位是第一、五腰椎，足跟跟腱和骨盆。就寝前练习，可以消除疲劳，使大脑清醒，或者使全身得到松弛，从而获得深度睡眠。练习后睡意来临即可就寝；如果大脑十分清醒，则说明能量过剩，还不宜就寝，可等到睡意出现之后，再重新练习一次。

（1）仰卧，全身松弛，长呼气，去除杂念。

（2）双腿伸开，足踝内侧与髋同宽。

（3）在缓缓呼气的同时，伸展跟腱，使足跟抬离床面（注意此时鸠尾穴不可用力）。在呼气结束瞬间，双足落下，全身放松，然后保持片刻。

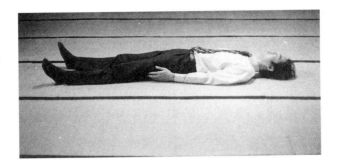

图 5 – 4

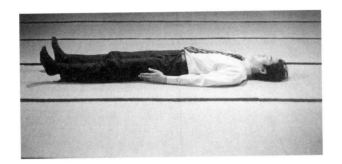

图 5 – 5

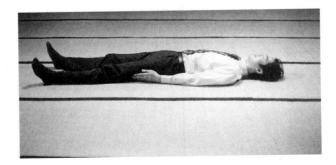

图 5 – 6

⊙ 二类上下型

二类上下型的人大脑容易疲劳。大脑疲劳时，他们会无意识地将脚跷到桌子上去休息。

二类上下型的偏向性疲劳是由大脑疲劳造成的，可通过二类上下型整体体操（图5-7、5-8、5-9）进行调整。

（1）仰卧，全身放松，屈肘，长呼气，去除杂念。

（2）双腿伸开，足踝内侧与髋同宽。

（3）在缓缓呼气的同时，伸展跟腱，使足跟抬离床面（注意此时鸠尾穴不可用力）；同时肩胛骨内收，使背部也稍稍抬离床面。此时以头部、双肘、臀部为支撑点支持体重。在呼气结束瞬间，双足、背部落下，全身放松，然后保持片刻。

注意，二类上下型体操中，除上半身动作外，其他与一类上下型体操相同。

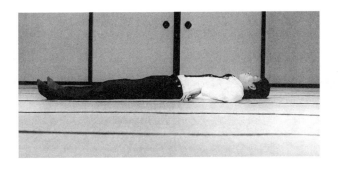

图 5 −7

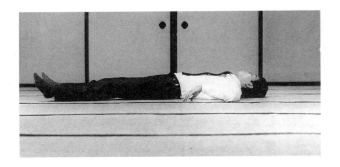

图 5 −8

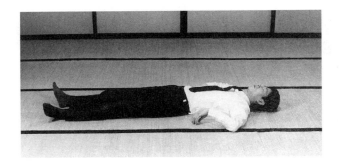

图 5 −9

另外，肩胛骨内收通常会比较困难。如果注意力完全集中到肩胛骨部位，则跟腱难以充分伸展。只有肩胛骨与跟腱动作都同时配合到位，才能达到全身松弛的效果，足底体重分布失衡的状况也才能得到改善。

⊙ 三类左右型

三类左右型的人食欲特别旺盛，吃不饱就会无精打采。

三类左右型的偏向性疲劳是由消化系统紧张造成的，可通过三类左右型整体体操（图 5 -10、5 -11、5 -12）进行调整，调节部位是第八胸椎，第二、四腰椎和骨盆。

（1）仰卧，双腿伸开，足踝内侧与髋同宽。在呼气的同时，用手握住足底体重分布中重心一侧的足跟，并向上提起。

（2）在第二腰椎受力、呼气结束瞬间，手松开足跟，足向内落向床面，全身放松，然后保持片刻。

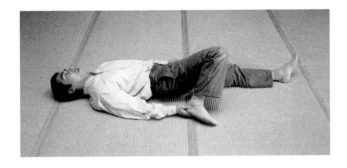

图 5 – 10

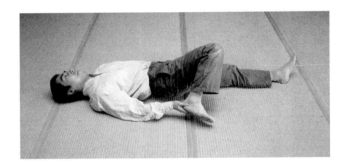

图 5 – 11

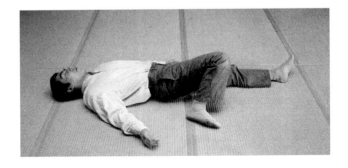

图 5 – 12

⊙ 四类左右型

　　四类左右型的人一旦疲劳，胃肠功能就容易出现异常。

　　四类左右型的偏向性疲劳是由消化系统过度疲劳造成的，可通过四类左右型整体体操（图 5 −13、5 −14、5 −15、5 −16、5 −17）进行调整。它也是一种消食体操，饱食之后练习，身体会立刻轻松不少，如果再要大吃大喝，那可是你的自由。

　　（1）仰卧，将足底体重分布中重心一侧的腿屈曲至第二腰椎可以受力的角度。

　　（2）将屈曲一侧的腿向上抬离床面约 3 厘米，使第二腰椎受力；然后，在呼气的同时另一侧腿伸展跟腱、抬起，使受力部位由第二腰椎上升到第一腰椎。

　　（3）在呼气结束瞬间，伸直一侧的腿落下。此时，第二腰椎受力增大。

　　（4）一次呼吸后，屈曲一侧的腿落下，全身放松，然后保持片刻。

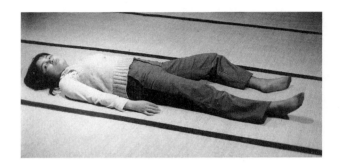

图 5 – 13

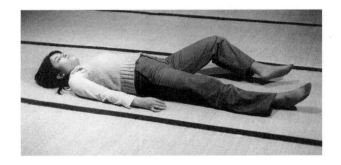

图 5 – 14

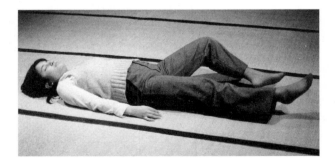

图 5 – 15

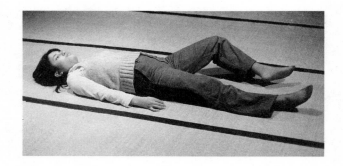

图 5 –16

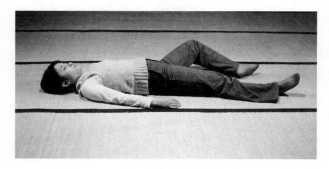

图 5 –17

⊙ 五类前后型

五类前后型的人能量充足，不容易感到疲劳。

五类前后型的偏向性疲劳是由呼吸系统紧张造成的，可通过五类前后型整体体操（图 5 –18、5 –19、5 –20）进行调整，以快速的动作发散能量，调节部位为第一腰椎和耻骨。

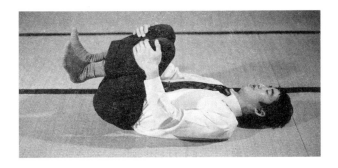

图 5 – 18

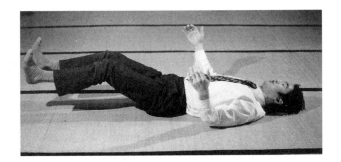

图 5 – 19

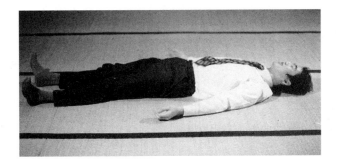

图 5 – 20

（1）仰卧，屈膝，双手抱腿贴近胸部，然后放松，重复二三次。

（2）保持双手抱腿贴近胸部的姿势，在呼气的同时，用力伸展跟腱，至第一腰椎受力、呼气结束瞬间，双手松开，双足向前蹬下。双足向前方落下则表明动作成功了，若反而弹向上方，则表明失败了，须立即起身。

（3）双手松开、双足落下后，手、足、腿如果能保持紧张上挺的姿势（图5-19），效果会更佳。

⊙ 六类前后型

六类前后型的人能量不足，一旦疲劳，则呼吸系统容易出现异常，也可以说是容易感冒的人群。

六类前后型的偏向性疲劳是由吸呼系统过度疲劳造成的，可通过六类前后型整体体操（图5-21、5-22、5-23）进行调整，并积聚能量。

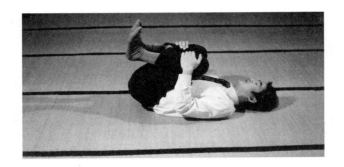

图 5 - 21

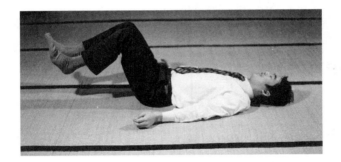

图 5 - 22

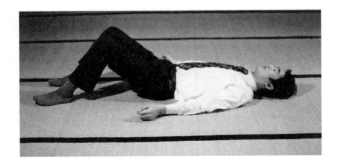

图 5 - 23

（1）仰卧，屈膝，双手抱腿贴近胸部，然后松开，重复二三次。

（2）保持双手抱腿贴近胸部的姿势，在呼气的同时，双手松开，双腿以屈曲的姿势缓缓向前、向下伸展（图5-22）。

（3）在呼气结束瞬间双足落下，以足跟着地，全身放松，然后保持片刻。

⊙ 七类扭转型

七类扭转型的人一旦疲劳则容易腰痛，尤其是早晨起来容易出现腰痛、腰部僵硬等症状。

七类扭转型的偏向性疲劳是由泌尿系统紧张造成的，可通过七类扭转型整体体操（图5-24、5-25、5-26）进行调整，发散多余的能量，调节部位是支配身体扭转运动的第三腰椎。

（1）仰卧，足底体重分布中足底后方体重较大一侧的腿弯曲，直至第三腰椎可以受力的角度；另一侧腿足尖向内，伸开至髋的宽度。

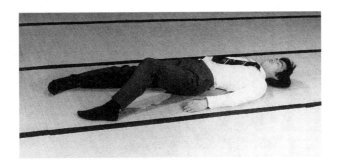

图 5 - 24

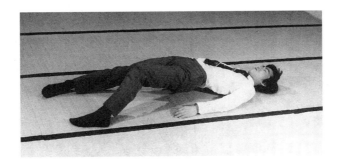

图 5 - 25

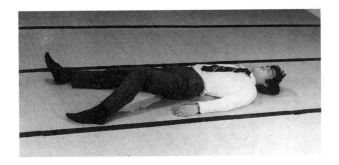

图 5 - 26

（2）在呼气的同时全身用力，使身体抬离床面，至第三腰椎受力、呼气结束瞬间，身体落下，全身放松，然后保持片刻。

⊙ 八类扭转型

八类扭转型的人容易出现尿频、尿不尽等症状。

八类扭转型的偏向性疲劳是由泌尿系统过度疲劳造成的，可通过八类扭转型整体体操（图5－27、5－28、5－29）进行调整，缓解身体的僵硬状态。

（1）仰卧，足底体重分布中足底后方体重较轻一侧的腿伸开，直至髋的宽度；另一腿向上屈曲，以利于髋关节上抬。

（2）在呼气的同时，腿伸直一侧的足跟紧贴床面向头顶方向移动，使身体抬离床面，至第三腰椎受力、呼气结束瞬间，身体落下，全身放松，然后保持片刻。

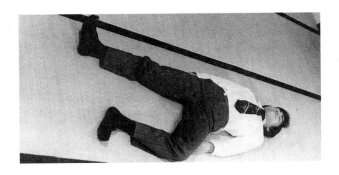

图 5 – 27

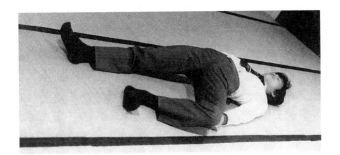

图 5 – 28

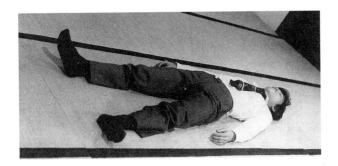

图 5 – 29

⊙ 九类开闭型

九类开闭型的人永远吃不胖，还爱唠唠叨叨。

九类开闭型的偏向性疲劳是由性能量过剩造成的，可通过九类开闭型整体体操（图 5 -30、5 -31、5 -32）进行调整，刺激骨盆神经丛，发散过剩的能量，并恢复骨盆的开闭弹性，调节部位为第十一胸椎，第三、四腰椎。在骨盆容易活动时练习，调节效果更佳。

（1）仰卧，全身放松。足底体重分布中较轻一侧的腿先屈曲，然后另一侧腿再屈曲。左右足底承受的体重之差越大，则两足根错开的距离越大；若左右足底承受的体重相同，则两足跟对齐。

（2）在呼气的同时，两膝尽力向外张开，贴向床面，使臀部稍稍抬离床面。在呼气结束瞬间，身体落下，全身放松，然后保持片刻。

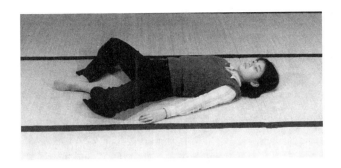

图 5 – 30

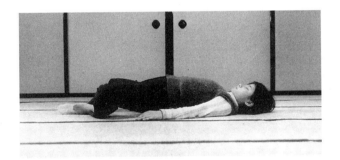

图 5 – 31

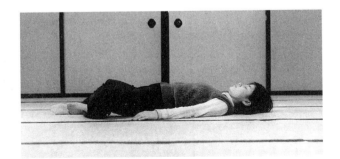

图 5 – 32

⊙ 十类开闭型

十类开闭型的人进入更年期后容易发胖。不少人在练习本节体操之后，体重都减轻了 8 至 11 公斤。

十类开闭型的偏向性疲劳是由性能量不足造成的，可通过十类开闭型整体体操（图 5 -30、5 -31、5 -32）进行调整，纠正骨盆的松弛状态，刺激骨盆神经丛。它又被称为"减肥体操"，练习时，须特别注意呼吸与动作的配合，如果配合不当，体重反而可能会不减反增。

（1）仰卧，全身放松。足底体重分布中较轻一侧的腿先屈曲，然后另一侧腿再屈曲。左右足底承受的体重之差越大，则足根错开的距离越大；若左右足底承受的体重相同，则两足跟对齐。

（2）在吸气的同时，两膝尽力向外张开，贴向床面，使臀部稍稍抬离床面。在吸气结束瞬间，身体落下，全身放松，然后保持片刻。

如上所示，动作与九类开闭型体操相同，只是呼吸完全相反，而且要求在吸气结束瞬间，身体如受惊般落下。另外，双腿应充分弯曲，否则腰椎受力就比较弱。

⊙ 十一类敏钝型

十一类敏钝型的人独立性强，喜欢自主行动，看见别人做事，自己在旁边也会跟着干着急。

十一类敏钝型的偏向性疲劳是由能量过剩造成的，在足底体重分布的各动作测量中体重反应敏感。可通过十一类敏钝型整体体操（图 5 -33、5 -34、5 -35）进行调整，练习后可起到全身松弛的作用，从而获得深度睡眠，使大脑得到充分休息。因此，本节体操还具有与整体基础体操同样的效果。练习其他整体体操后翌日清晨，若感到神清气爽，则可在下一日开始练习本节体操，可长期坚持。

（1）仰卧，双手向上伸直，在呼气的同时以头部、肩部和足跟为支撑点，使身体抬离床面（注意不可抬得过高），直至全身受力。

（2）在呼气结束瞬间，身体落下，全身放松。然后瞑目，什么也不想，直至呼吸恢复平稳。

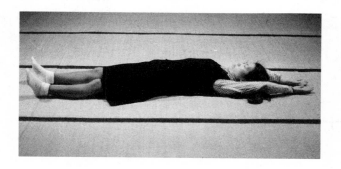

图 5 – 33

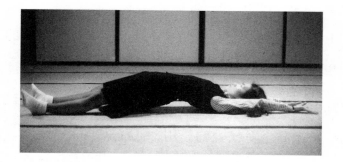

图 5 – 34

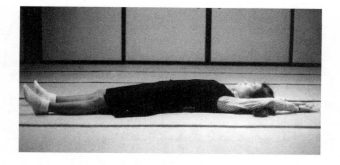

图 5 – 35

⊙ 十二类敏钝型

十二类敏钝型的人缺乏主动性，易于服从他人。

十二类敏钝型的偏向性疲劳是由能量不足造成的，且伴有骨盆萎缩、腰椎僵硬等症状。在足底体重分布中则表现为足底后方承受的体重大于前方，在各动作测量中体重反应迟钝。可通过十二类敏钝型整体体操（图5－36、5－37、5－38）进行调整，激发积极性和主动性。另外，其他体癖类型的人在生理周期节律低潮时也可练习本节体操。

（1）跪坐，臀部置于两足之间，然后顺势仰卧。

（2）在呼气的同时，双手抓住足跟用力向外掰，使双膝并拢。在呼气结束瞬间，双手、双膝突然放开，全身放松，然后保持片刻，深呼吸后起身就寝。

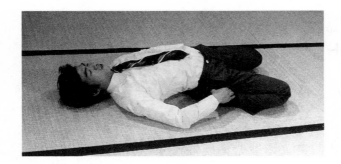

图 5 – 36

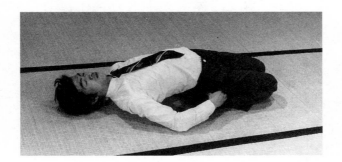

图 5 – 37

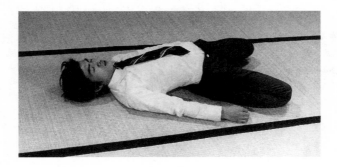

图 5 – 38

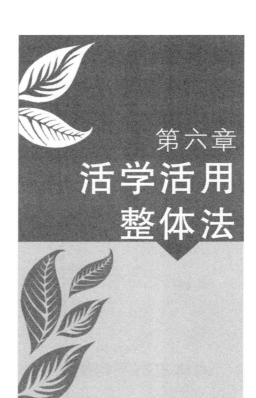

第六章
活学活用
整体法

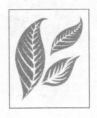

⊙ 感冒

人体左右不均衡

　　足底体重分布显示，一个人在一定时期，左右足底承受的体重差异可能非常大。实际上，当一个人左右足底承受的体重差异超过一定限度时，他就会患感冒。

　　左右足底承受的体重出现较大差异即是感冒的前兆，而在感冒发病期结束后，这种差异就会消失。因此，在我看来，感冒不是疾病，而是纠正身体不平衡的一种方式。

　　我的孩子前去探望患感冒在家休息的老师时，建议他进行腿浴或足浴。腿浴可调理消化系统的感冒，而足浴则适用于泌尿系统的感冒。按压膝盖下方外侧感到疼痛时，就进行腿浴；按压足底感到疼痛时，就进行足浴。

腿浴时水位为膝盖以上，足浴则只需超过足踝即可，时间均为 8 分钟。热水的温度需比平时泡澡的温度高 2℃，边泡边加热水，以保持水温。6 分钟后，用干毛巾擦拭，如果一侧的皮肤已经变红，而另一侧还发白，则发白的一侧还需多泡 2 分钟，水温也提高 1℃，直至这一侧皮肤变红。泡完后，再用毛巾擦干，喝少许水就寝。

身体重心偏向一侧时，左右足底承受的体重就会出现差异。热水浸泡后皮肤变红，则是因为热水的刺激加速了血液流动。较为敏感部位的皮肤变化得快，而迟钝部位的皮肤则变化得慢。正是由于身体不同部位的感受性差异，所以即使受到相同的刺激，反应也不尽相同。

仔细观察人的脸部，可以发现在腿浴（足浴）时皮肤颜色变化较慢那一侧的脸部看起来比较小。从总体上看，人的左右脸部几乎一样大，可是如果仔细端详，就会发现脸部两侧其实是不对称的。特别是在感冒之前，其中一侧会显得特别小。大家如果有兴趣，不妨观察一下家人的脸部，看看是否有人一侧较大，而另一侧较小？如果两侧差异较大，则表示他很快要感冒了。当然，吃得过饱时，也会出现同样的现象。因此，感冒之前和吃得过饱，脸部两侧看起来差异都会比较大。

腿浴和足浴是调理感冒的有效方法，多少年来，我一直向大家推荐，反馈也都不错。也许由于效果神奇，我的孩子也在耳濡目染中学会了，于是向老师推荐。他的老师不解地问："为什么泡在同样温度的热水里，一侧皮肤变红，另一侧却没什么变化？真让人想不通啊。"

其实，人体左右两侧体温本来就不一样。感冒之后，也应该分别测量身体左右两侧的体温。在我们整体指导的同行看来，这属于一般常识，然而大部分人却并不知道。也难怪人们理所当然地认为，将腿（足）在相同水温的热水里浸泡相同时间，两侧皮肤应该同样变红。

通常，人体左右两侧的体温并不相同，当一个人两侧体温差异超过一定限度时，就会患上感冒。刚刚分娩的产妇，左右两侧的体温会出现较大差异，而骨盆异常的人即使在平时也是如此。

卧床休息的时机

那位老师听了我孩子的建议，半信半疑，试着用热水泡脚。6 分钟后，用毛巾擦干一看，果然一只脚已经变红，另一只脚却仍然发白。他很吃惊，重新将发白的那只脚放进热水里，直至变红以后再取出擦干睡觉。那天晚上，他浑身大汗淋漓，连被子也被浸湿了。第二天早上，感冒神奇般地痊愈了。他连声惊叹"太不可思议了，太奇妙了"！这件事让我意识到，原来很多人和这位老师一样，对自己的身体缺乏足够的了解。同时，我也惭愧地发现，原来自己对现实生活中的人观察得还不够仔细。

感冒发病期结束，身体会退烧，体温也会一度降至平时的正常水平以下。这时，应该卧床休息，全身放松，这是非常重要的。等体温上升到正常水平以后，才能起床活动。此时，身体也会比感冒前爽快许多。身体低于正常体温的时间一般为 3 小时左右，当然，这一过程的长短也取决于身体为对抗感冒而消耗的体力。麻疹痊愈之后，体温有 3天或更长时间都可能低于正常水平。

腿浴

适用于消化系统的感冒。

（1）热水温度比平时泡澡的温度高 2℃　（42℃ ～

45℃），水位高于膝，浸泡4~6分钟。不时加入热水，以保持水温。也可使用较深的容器，一边加热一边浸泡，效果更佳。

（2）腿取出后用干毛巾擦干，皮肤颜色较浅的一侧再泡2分钟。

（3）双腿擦干后，喝水就寝。

足浴

适用于伴有喉部疼痛等症状的泌尿系统的感冒。

（1）热水温度比平时泡澡的温度高2.5℃~3℃，水位高于足踝，浸泡6分钟。

（2）足取出后用干毛巾擦干，皮肤颜色较浅的一侧再泡2分钟。

（3）双足擦干后，喝水就寝。

每当天气变冷，有些人就会感到足部或腰部发凉，也有些人的足部受凉表现为肠道异常、肩部僵硬、牙痛、头重脚轻、情绪低落、腰痛、胃痛等症状。有时，足部受凉还会引发腹泻、便秘、痔疮等。人们常常将这些当做感冒的症状，实际上，腿浴和足浴对以上症状均能起到立竿见影的效果。这时，人们才明白原来是足部受凉的缘故，而足背受凉对人体的影响尤其明显。

⊙ 手臂疲劳

长时间伏案学习、写文章，手臂就会感到酸痛乏力。这时，可以用和腿（足）浴相似的方法，将前臂屈曲浸泡在热水中，水位稍高于肘部，水温比泡澡温度高 2℃～3℃，浸泡 4 分钟。这样不仅能消除手臂疲劳，而且也可缓解大脑疲劳。

也许眼睛也会同样感到疲劳，那就做做缓解眼部疲劳的体操吧。

人体肌肉中有个叫做"肌梭"的感受器，肌肉紧张时，它会不停地向大脑发出信号，刺激大脑。因此，要让大脑得到休息，就必须放松肌肉。手中还握着笔，大脑怎么能放松呢。写文章累了，放下笔，让手臂肌肉放松一下，不仅大脑得到休息，或许还能换个思路，重新获得新的灵感呢。这时，用热水浸泡手臂、肘部也可有效缓解手臂、大脑的疲劳。孩子学习累了，也不妨进行肘浴。

⊙ 眼部疲劳

　　用眼过度时，首先是后脑部感到疲劳，头皮发紧变硬，然后是肩膀僵硬，手臂乏力，甚至还可能出现胃胀、腰部僵硬疼痛、双腿绵软无力、昏昏欲睡等情况。眼部容易感到疲劳的人可练习以下体操，调节部位是第一、二、三胸椎，以缓解其僵硬状态。这些部位得到松弛，全身自然会得到放松。

　　（1）闭上双眼，改变眼球注视的焦点。如果之前一直盯着近处看，现在就想象眺望远方；如果一直向下看，就想象向上看。然后紧闭双眼，放松，重复3次，正像有意识地眨眼一样。接着，闭上眼睛转动眼球6圈，同时颈部保持稳定。最后，自上而下拉扯双耳耳廓，重复8次。

　　（2）练习肩胛骨内收运动。仰面向上，伸展颈部、背部，同时两侧肩胛骨向内收紧，逐渐用力，最后突然放松，正如有意识地打了一个大大的哈欠。以上动作重复 3 次。

　　（3）仰卧，全身放松，双腿伸开，然后足跟抬离床面 5 厘米，保持 3 秒钟后突然落下。练习时保持正常呼吸即可，足部无需抬得过高，小腿稍稍抬离床面即可。这也是整体协会的指定体操之一。

⊙ 大脑疲劳

　　用脑过度，感到头重头痛时，可练习以下体操（图 6 - 1），缓解大脑疲劳，调节部位为上颈部（后脑部正下方的第二颈椎，即手能摸到的第一个突起两侧）。

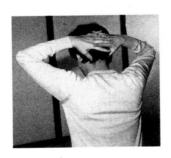

图 6 - 1

　　（1）双手十指交叉，在两拇指按压上颈部的同时抬头向上，保持 5 秒，然后复原。以上动作重复 3~4 次。

（2）做腹式呼吸。

长时间伏案工作或学习，会导致脑部充血，按压上颈部，可缓解脑部血液流动不畅的状态。经常按压上颈部，还可调理贫血。上颈部是调节大脑供血的关键部位，牙痛、眼痛时，也可练习本节体操，缓解症状。

另外，用右鼻孔吸气，左鼻孔呼气，也可放松大脑，反之，则有提神的效果。

⊙ 晕车晕船

晕车原因各不相同

经常有人这样问我："两周以后就要外出旅行了，您有什么预防晕车的方法吗？乘车时该注意些什么，要晕车了怎么办，晕车后又该怎么办？另外，为什么会晕车？"

预防晕车的最好方法就是不要考虑这个问题。如果晕车了怎么办，如果……其实，很多人晕车都是无谓的担忧所致。乘车前尽量转移注意力，也是一个有效的方法。如果还没上车，就如临大敌，反而会增加心理负担，原本不会晕车的人也可能晕车。

人的耳朵深处有三个相互垂直的半环形小管，叫做"半规管"，这里是人体保持平衡的中枢。如果半规管不能有效发挥作用，难以保持身体平衡，就容易晕车。

引起晕车的原因还有腰椎僵硬、两眼视力差异和身体过度敏感等。此外，肝脏或胃部过度敏感也会引起晕车。因此，晕车的预防方法也需因人而异。

身体平衡功能较差的人，只要闭上一只眼睛，或堵住一只耳朵，或者将身体偏向非重心一侧，就可以防止晕车。颈椎过度敏感的人，可目视上方，使第二颈椎向上，或将头偏向左侧或右侧。

肝脏或胃部过度敏感的人，第九或第十胸椎活动性变差，可做前面活元运动的诱导练习中介绍的脊椎扭转运动予以纠正。如果在外出旅行两周之前开始练习，就可预防晕车。此外，还可练习后面介绍的消食体操（腰椎强健体操），并注意保持轻松的心情。

应对晕车症状

有人开始出现晕车症状时，可以让他自己按压鸠尾穴，然后再给他用力按住上颈部，不适感就会消失。

有一次，在长野县松本市从事音乐素质教育的铃木镇一①先生带孩子们出访美国。他就教孩子们用这个方法，结果出国期间没有一个孩子晕车。而且，平时晕车的家长也基本没事儿。

如果已经晕车了，又该怎么办呢？告诉他不要强忍呕吐，想吐时就吐出来，然后帮他用力按住上颈部，感觉就会好多了。

第三、四胸椎间的间隙变小时，对震动的耐受能力就会下降；而第九、十胸椎间的间隙变小时，一个人就会变得歇斯底里或容易受心理暗示的影响。这时，可以利用心理暗示，让他闭上一只眼睛或塞住一只耳朵，就会取得意想不到的效果。

例如，引导闭眼时间，"还没到闭眼睛的时间，请睁开眼睛……好了，现在可以轻轻闭上眼睛了。"效果真的会很好，也不会晕车了。

---

① 铃木镇一（1898－1998），日本小提琴演奏家，铃木教育法创始人，世界著名音乐教育家、教育理论家，其教育理论在日本、欧美等国家和地区受到高度评价。——译注

要注意的是，为起到心理暗示效果，一定要引导他闭上眼睛，而不是任由本人闭眼，否则收效甚微。

心理暗示有时十分必要。因心理原因而晕车的人大都属于二类上下型、四类左右型或十一类敏钝型体癖。观察一下容易晕车的人就可发现，他们总是东看看、西望望，一副坐立不安的样子。他们总觉得自己是需要别人保护的弱者，甚至坐汽车、乘飞机也是显示自己弱小的机会。被父母溺爱的孩子容易晕车，而自主自立、踏实认真的人极少晕车。

预防晕车的方法

交通工具不同，震动方式也各异，因而造成晕车的原因也各不相同。四类左右型或八类扭转型的人，胃肠功能较弱，上下颠簸没事，左右摇晃却容易晕车。因上下颠簸而晕车的人，大部分是由心理原因引起的，因此转移注意力是一个有效的方法。船只航行时，往往左右晃动得比较厉害。最近，日本汽车左右摇晃的情形少了，大多数人的晕车都是心理性的。不过，如果司机频繁换挡或者汽车存在结构缺陷，车厢里充满废气时，则肝脏过度敏感的人容易晕车，儿童晕车也大多是这种情形。此外，鼻黏膜过度敏感的人也容易晕车，他们一般第三、四颈椎间的间隙变小，活动性差。也许是鼻黏膜刺激引起胃的扩张反射，从而出现晕车的吧。

此外，车内开着冷气或空调，空气因密闭而变得污浊时，也容易晕车。这时，只需打开车窗通风透气，同时用力拍拍额头即可。

血液黏稠、血流缓慢也会引起晕车。这时，也需先开窗通风，然后轻轻叩击第四颈椎，使肺部快速收缩，增加呼吸量。

电车和火车几乎很少左右摇晃，一般都是前后摇晃。乘坐普通火车时，车厢会左右晃动，这时只需斜坐在座位上即可。乘坐高速列车，可在上车前先拍拍额头。

新式大客车都设计得十分舒适，而那些老旧的客车左右摇晃还是比较严重的。这时，尽量坐在靠前的位置，就不会晕车了。不过，如果车内进入了废气，则坐在司机后面反而更容易晕车。大客车后部的座位是前后左右都摇晃得比较厉害，过度敏感的人当然容易晕车了。也有坐在后面的人，在前后左右的摇晃中分了神，反而忘记了晕车。

要是带着孩子们乘车出行，可根据各自的情况选择位置。

　　其实，平时就坚持进行活元运动诱导练习的人很少晕车。不过，容易晕车的人刚开始进行活元运动诱导练习时，往往会感到恶心。这时，只需在练习时按住鸠尾穴即可。坚持进行活元运动诱导练习以后，就不会晕车了。因此，与其四处寻找预防晕车的良方，还不如平时坚持进行活元运动诱导练习，改善体质，从而做到一劳永逸。

⊙ 梅雨季节

　　梅雨期间空气潮湿。有一年6月，因为湿度太大，我的3台扬声器、两台录音机都相继"罢工"了。机器不像人，没有自我调节功能，也难怪它们会因天气潮湿而出现故障。

　　人的身体本来具有自我调节功能，但有的人却未进行相应的运动，结果被湿气打垮了；也有的人认为自己天生就需要防止湿气的侵袭。其实，我们应该充分发挥身体的自我调节功能，而不是被动地防范，否则，身体原本有的力量也难以发挥。如果身体出现问题，可不能单纯怪罪潮湿的天气，也得认识到自己的怠惰也是原因之一。

　　进入梅雨季节，身体的哪些部分容易出现问题呢？当人体皮肤置于潮湿的空气中时，泌尿系统和呼吸系统会首当其冲地受到影响。即便是平时，空气湿度过大，人也会感到闷热难当，呼吸不畅。

　　在闷热的天气里，更应当积极活动身体。呼吸不畅、倦怠乏力时，做一下深呼吸。迈开大步走上五六步，倦怠感也会随之消失。身体乏力、呼吸不畅都是由坐骨神经周围肌肉的僵硬引起的，迈开大步拉伸这一部位的肌肉，就可起到立竿见影的效果。

　　八类扭转型和六类前后型的人特别容易受潮湿天气的影响。而八类扭转型的人，即便大步走、做深呼吸也可能难以摆脱身体沉重乏力之感。这时，身体可以向习惯性扭转一侧用力扭转，屏气，然后在呼气的同时复原，重复二三次，不适感就会消失。

　　六类前后型的人做肩胛骨内收运动，可缓解身体沉重乏力的感觉。不过，要消除潮湿天气带来的低落情绪，则最好进行活元运动诱导练习。

　　大家都知道，铁受潮会生锈。其实，人体组织中也含有容易生锈的铁成分。为了防止身体"生锈"，当然应该积极活动身体，防止身体变得僵硬、迟钝了。

天气潮湿时，活元运动可能难以出现。不过，一旦出现，动的幅度则会相当大。

每年的某个时期，我都能感觉到自己的体内运动十分活跃，其后身体会倍感爽快。我总是不由得感叹，这才是真正的整体啊！想来这种现象出现的时候总是 6 月。

梅雨季节的感冒，属于排汗受阻引起的泌尿系统感冒。与春季时不同，多是扭转型体癖的人患这种感冒。排汗受阻多因吹风所致，尤其是从各种缝隙吹进来的风。天气寒冷时，人们都会注意防寒保暖，可到了梅雨季节却容易疏忽。家中有扭转型体癖的孩子，可以提前为他们挂上蚊帐。挂上蚊帐的目的不是防蚊，而是防止吹风以及在黎明时因气温低而受凉。

在梅雨季节，孩子睡觉时需特别防止受凉，而其他时间则可以正常学习和运动，无需特别警惕。

⊙ 秋季

夏天出汗有助于排出体内多余的盐分，从而大幅度减轻泌尿系统的排泄负担。此后，随着气温降低，排汗量逐渐减少，到了仲秋时节，人体的排汗已经无法有效降低体内盐分，减轻泌尿系统负担了。此时，泌尿系统负担加重，血液中的盐分增高，因而容易出现血管硬化、血压升高以及排尿异常等症状。即使没有上述症状，一般人也容易出现头重、肩部僵硬等不适感，与秋高气爽的季节大不相符。

也许有人会想到用泡澡的方法来排汗。其实，利用这段时期纠正第五、十胸椎的扭转倾向才是见效最快的方法。每当秋季来临，身体有扭转倾向的人更容易感到身体特别沉重。只要纠正了身体的扭转，就能够适应天气的变化。

练习脊椎扭转运动，可以刺激后脑部和收紧头皮，纠正第五胸椎的扭转。做高尔夫的无球挥杆练习，则可纠正第十胸椎扭转。做有球练习时，不正确的姿势反而会适得其反，所以并不值得推荐。对于高尔夫球高手而言，秋季打高尔夫球无疑是最好的健身运动。也许有人认为，打高尔夫球有百益而无一害。殊不知，错误的动作反而会加剧身体的扭转。高尔夫运动也是一把"双刃剑"，动作要领掌握不好，反而会伤了自己。

在高尔夫球场散步也非常有益健康。尤其是在秋高气爽的 9 至 11 月初，在高尔夫球场上漫步，做做无球挥杆练习，无疑是一种老少皆宜的健身法。

等到秋意渐浓、空气变得干燥以后，排汗就会随之增加，以上不适症状也会自然消失。

⊙ 醉酒

有位企业家朋友告诉我："最近酒喝多了时，头痛欲裂，浑身乏力，胃里翻江倒海似的老想吐。下次再也不敢多喝了。"

我对他说："只怕还是照喝不误吧。喝酒以后，身体尽力向后扭转，眼睛看向脊椎，以第十胸椎受力为度，然后突然放松，左右各重复 3 至 5 次。这样，第二天就会照样神清气爽。您也不用说得那么可怜了。"

这就是醒酒体操，其动作要领与活元运动诱导练习中的脊椎扭转运动相同。

⊙ 饱食

胃功能较弱的人大多喜欢细嚼慢咽，但脆弱的胃却并不因此而变得强健。实际上，总是将食物嚼烂再吞咽下去，反而可能造成胃的萎缩，使胃越来越"懒"，丧失适应能力。

当然，胃弱的时候也没有必要逞强，故意吃得很快。这时，还是应细嚼慢咽，照顾一下胃的虚弱状态。不过，肚子饿了，随心所欲地狼吞虎咽一通，反而有益于胃的健康。食物未充分咀嚼就吞咽下去，进入胃后体积会膨胀，于是胃会自然收缩，出现胃痛，继而是恶寒、发热、呕吐、腹泻等症状。不过，等到呕吐、腹泻停止后，胃的功能就会增强。如果为了保护肠胃而过分注意进食方式或控制饮食，胃肠功能反而可能变得更弱。

吃得过饱时，可以练习以下消食体操（图6-2）。

我的孩子吃得过饱时，就会自己做这节体操，等肚子饿了接着再吃。这节体操还可缓解腰椎的僵硬状态，具有强健腰椎的作用，因而也被称为"腰椎强健体操"。它还可以增强颈椎的力量，有助于营养的吸收。需要注意的是，本节体操不可随便乱做。

（1）患者跪坐，身体随势向后仰卧。

（2）另一人用手帮助使双膝并拢，然后突然松手，使双膝分开，重复4至5次。

（3）另一人以自己的膝盖压住患者并拢的双膝，然后用手将他拉起。

注意，吃得越饱，双膝并拢时，腰部就向上拱得越高，有时甚至有两拳头的高度，而一拳头的高度为正常。另外，练习本节体操还有预防晕车的效果。

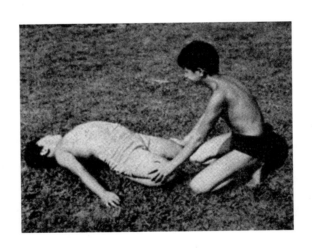

图6-2

⊙ 食欲低下

没有食欲的时候，不必勉强进食。不过，现代人生活繁忙，常常因为工作学习而对食欲少有关注。

走路时左肩上抬的人，常常食欲低下。这时，头部可以分别用力向左右转动，然后突然放松，重复二三次。练习后，食欲会明显增强。

而右足踝僵硬、活动性变差时，食欲也会明显下降。即便身体需要营养，也可能了无食欲。这时，可以练习以下体操。不过，本节体操可不适用于好吃懒做之人。

（1）仰卧，双腿伸开，足踝内侧与髋同宽。

（2）双足跟向上抬离床面3厘米左右，接着右腿向外伸开，直至第二腰椎受力，然后双腿落下，全身放松。

⊙ 腹泻

大肠是人体中与大脑活动关系最为密切的器官之一，忧虑和悲伤的情绪常常引发腹泻或便秘。情绪好转，因心理因素引起的便秘或腹泻也就不治而愈。

当然，也有因不洁的食物、感冒以及肠胃的自我调节等因素而出现生理性腹泻。这些腹泻都是暂时性的，完全不必担心，身体可以自行恢复。

对于心理性腹泻，则不可放任不管。这时，第四腰椎左侧会变得僵硬，可以对这个部位愉气。位置不必十分精确，只要对准腰部即可。另一方面，当出现生理性腹泻时，第二腰椎左侧会变得紧张。这时，可以不加理会，想吃就吃，想排就排，排泄完了自然就好了。当然，也可练习相应的体操，对腹泻进行调理。

与第二腰椎紧张有关的生理性腹泻，可练习以下体操（图 6 -3），胃肠排空后自可痊愈。

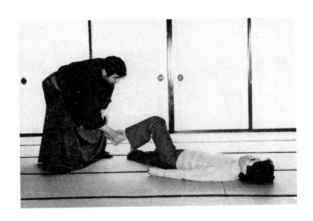

图 6 -3

（1）患者仰卧，双腿伸开，双足与髋同宽。

（2）另一人用手抓住左足向上抬，使腿屈曲，然

　　后抓住左足跟突然用力向后、向下拉。

　　与第四腰椎僵硬有关的心理性腹泻，可练习以下体操
（图 6 -4、6 -5），腹泻自可停止。

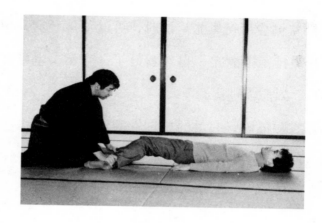

图 6 -4

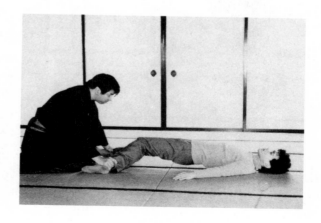

图 6 -5

（1）患者仰卧。

（2）右腿伸开，右足与髋同宽，然后右足踝向内倒下，另一人用手按住右足踝。

（3）然后左腿伸开，左足伸开的幅度大于髋，然后左足踝向内倒下，腿屈曲，另一人用手按住左足踝。

（4）然后让患者全身用力，使身体抬离床面。另一人双手在感到受力的瞬间，突然放开。

⊙ 月经不调

身体扭转的女性容易痛经。只要习惯性扭转得到纠正，痛经自然就会消失。第一、四腰椎扭转都可能造成痛经，纠正第一腰椎扭转，可暂时缓解疼痛；而纠正第四腰椎扭转，则需长期练习相关的整体体操。此外，以第三腰椎为调节部位的体操（图 6 -6、6 -7、6 -8）则可调理月经，使之趋于正常。

可根据自己身体情况练习相应的体操。没有整体指导老师指导时，可以自己感觉舒适的姿势或以睡觉时的姿势进行纠正。

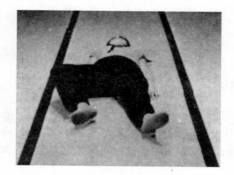

图 6 - 6

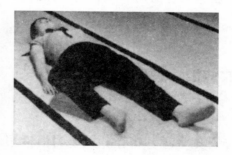

图 6 - 7

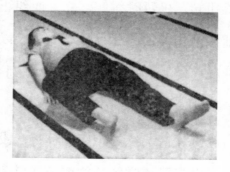

图 6 - 8

一般认为月经期间应减少运动。既然运动会对月经产生影响，那么，在经期适当运动也同样可缓解月经异常。调理月经的体操最好从经期前两天开始练习，但在经期练习仍然有效果，而月经结束后即开始练习，还可防止下次月经到来时的痛经。

　　（1）仰卧，骨盆外展一侧的腿曲，使两侧骨盆外展角度相同。

　　（2）另一腿伸开，足踝内侧与髋同宽。

　　（3）在呼气的同时，双足跟抬离床面，大腿也需稍稍抬离床面，直至第三腰椎受力、呼气结束瞬间，双腿落下，全身放松，然后保持片刻，直至呼吸恢复平稳。在腰部下面垫上一个薄枕头，效果更好。

⊙ 妊娠反应、分娩、母乳分泌

骨盆外展受阻

　　怀孕以后，骨盆逐渐向外伸展。如果骨盆伸展受阻，

　　大脑的迷走神经就会过度紧张，从而出现呕吐等妊娠反应。

　　也有人认为，妊娠反应是由母体内新陈代谢异常引起的。如果妊娠反应属于自然现象，那么理应一直持续到妊娠期结束，而且孕妇无一例外都要经历。

　　然而，我进行整体指导的孕妇从未出现严重呕吐等妊娠反应。这一结果表明，妊娠反应并非自然规律，而是一种异常现象。

　　骨盆可以自然伸展的人，就不会出现严重的妊娠反应。如果盆骨伸展受阻，只需配合呼吸按压萎缩的第五腰椎，妊娠反应就会自然消失。

　　如果一方面视妊娠反应为自然生理现象，另一方面又想方设法消除它，结果当然只能适得其反了。因此，首先应指导孕妇认识到呕吐并非必然反应这一事实。妊娠期间的孕妇对心理暗示极其敏感，心理指导可取得良好效果。

　　心理暗示不仅适用于妊娠反应，施行其他整体操法时也必须应对疾病背后的心理问题。整体体操的练习者也只有了解体操的原理和由来，才能真正收到效果。

分娩后的下床时机

　　分娩是女性调理身体的一个良机。在骨盆两侧都同时向内收缩时下床活动，不仅有利于母乳的分泌，保证母乳的营养，还可使孕妇尽早恢复体型，有助于产后阴道收紧。

因此，分娩的关键不在于分娩的过程，而在于分娩后下床活动的时机。下床时机掌握得当，产妇会出落得更加美丽，行动也会变得敏捷，身体更加结实。如果每次分娩都能使自己变得年轻美丽，女性们自然愿意多生几个孩子了。

令人遗憾的是，许多日本产妇盲目效仿美国的做法，分娩后第二天就下床活动，完全忽视了下床活动时机的重要性。如果美国流行分娩后卧床 21 天才能下床，日本人是否也会信以为真，直到 21 天后才下床活动呢？

贻误下床活动时机，产妇容易显老。如果产后下床活动时机把握得当，年过 40 的产妇也会显得年轻。

分娩时，骨盆向外伸展。分娩之后，骨盆左右两侧交替收缩，然后是骨盆两侧同时收缩，这就是下床活动的最佳时机。虽然人体几乎感觉不到骨盆收缩的力量，但是可以根据体温变化进行判断。当产妇身体两侧体温完全一致时，则表明骨盆两侧开始同时收缩了。这个方法简便易行，任何人都可以找准下床活动的时机。

促进母乳分泌的方法

常常有人抱怨自己乳汁分泌不畅，"每次分娩以后，孩子都缺奶"。言外之意，好像自己天生就是缺奶的体质。母乳分泌不足，仍然与产后下床活动时机有关。

乳汁在骨盆完全伸展之后才开始分泌。因此，在骨盆开始收缩之前下床活动，会影响母乳分泌。而在骨盆左右两侧开始同时收缩之后再下床活动，则可保证母乳分泌。单侧骨盆刚刚开始收缩就下床活动，不仅会使骨盆扭转变形，还会影响母乳分泌，产妇也容易发胖。

随着婴儿一天天长大，母乳也会变得越来越稠。产妇下床活动时机不当，不仅影响乳汁分泌，而且还影响母乳的营养。有的产妇乳汁量比较充足，但却缺乏营养，这都是因为产妇骨盆位置不正引起的。

骨盆位置不正，会导致乳汁分泌不畅。纠正骨盆位置需要专业技能，不过，还有一个临时补救的方法。那就是托起乳房，对着愉气，然后做一次产褥体操。

有的产妇乳汁淤结不畅，还是不顾疼痛揉搓乳房，可乳汁也未必流出来。而托起乳房，对着愉气，乳汁则很快就能出来。乳汁开始流出后，可先挤掉，再接着愉气。乳汁开始一滴滴往下滴时，挤奶就不会感到疼痛了。若感到疼痛则立刻停止，继续愉气。反复二三次，乳汁就可顺利流出了。不过，对于那些不愿意给孩子哺乳的产妇，任何方法都是无济于事的。哺乳不仅可加速子宫收缩，还能纠正骨盆的位置。产妇应当尽量给孩子哺乳，哺乳还可令人心情愉悦，作为母亲应该不会感到厌烦吧。

如果母乳稀薄，可以对骶骨正中线的部位进行愉气。虽然产后恶露会有所增加，但是乳汁也会变得浓稠，还可预防产妇发胖。

产褥体操

以下体操（图6-9）不仅可纠正骨盆位置不正，还可促进乳汁分泌。

（1）仰卧，第二骶骨位于床沿。

（2）双腿伸开，两足与髋同宽。

（3）在呼气的同时，双腿上抬，直至骨盆两侧高度相同。在呼气结束瞬间，双腿落下。

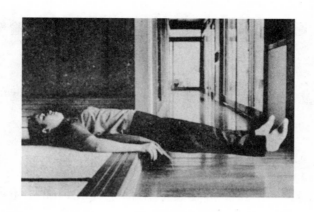

图 6 - 9

⊙ 昏厥、痉挛

外界的刺激可以让人生，也可以让人死。人体中最易
受到外界刺激的部位被称为"活穴"或"死穴"。刺激这些
穴位，甚至可以决定一个人的生死。

一次，我乘火车从京都回东京途中，同行的一位学员
突然昏厥。当时，我就用活神醒脑法，也就是对上颈部
（第二颈椎两侧）的颈部活穴施以手法，将他救醒过来。

遇到有人因跌倒而昏迷不醒时，可以两中指按住患者
上颈部，将其头部向后拉伸的同时使脸部转向正上方，患
者很快就能恢复意识。此法不仅适用于跌打损伤引起的昏

厥，还可用于因癫痫或中毒引起的痉挛，以及因中暑等问题而出现的呼吸正常、意识丧失的情况。作为简单的急救手法，人人都应学会，于己于人都有益。

活神醒脑法（图6-10、6-11、6-12）的方法十分简单。患者发生痉挛时，头一般垂向一侧。这时，先使患者仰卧，以两中指按住第二颈椎两侧（由于第一颈椎没有棘突，颈部可以触摸到的第一块骨头就是第二颈椎），将头部向后拉伸的同时使脸部转向正上方，然后再次拉伸，使第二颈椎受力、上颌稍稍抬起。

这时，痉挛一般都会停止，意识也会逐渐恢复。对于癫痫患者，只做一次还不够。等到患者清醒并停止痉挛之后，可再次按压第二颈椎。这样，患者痉挛发作、昏厥的情形就会减少。

有人中暑时，可使其卧于阴凉处，解开衣物，对鸠尾穴进行愉气，大多数患者都能逐渐恢复。如果出现痉挛或昏厥的情形，则可用活神醒脑法进行处理。

脑部缺血、眩晕时，也可以按揉或按压上颈部，然后放松，重复二三次，一两分钟后症状便可消失。此时，如果再用力按揉鸠尾穴，效果会更佳。

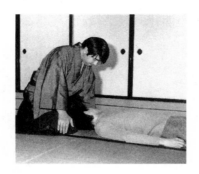

图 6 - 10

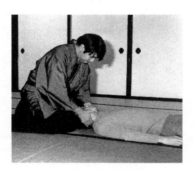

图 6 - 11

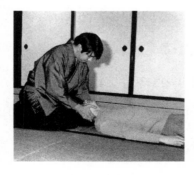

图 6 - 12

⊙ 蚊虫叮咬、化脓

　　蚊虫叮咬、被水母或虎鱼等有毒生物蜇了、被铁钉戳伤，或者指甲受伤出现化脓危险时，用力捏压上臂肌肉隆起处（图6-13），则可有效预防化脓。此法简便易行，患者本人也可实施。

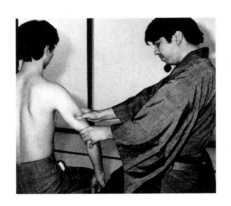

图6-13

　　在此之前，应尽量将患处的血液挤出，使毒素也一同排出体外，然后对着患处愉气。如果患处开始红肿，就不足为虑了。

⊙ 皮肤病

耻骨操法是我的同行野中豪策先生发明的，动作要领就是用手指推压耻骨上缘，无论是青春痘、雀斑，还是疔疮、溃疡，以及手足癣、蛔虫斑等，效果均十分明显。

我研究人体，一度是为了行医治病。后来，我渐渐意识到头痛医头、脚痛医脚的做法并非真正的强身之道，而且，人们知道生病之后反正还有补救措施，因而往往更加忽视自我保健。因此，我转而潜心研究整体法，指导人们调理自己的身体。已经故去的野中先生就是我在行医时期结识的朋友。

野中先生一直游说我将他自己命名的"包治皮肤百病的神奇妙法"编入我的整体操法当中，我却一直未予采纳。原因有二：一是名字太怪，二是我认为皮肤病症状虽然都出现在皮肤表面，但其根源却大相径庭，例如青春痘和手足癣的起因就毫不相同。

然而，在野中先生坚持不懈的说服下，我认识到：既然皮肤病的症状都出现在皮肤上，那么增强皮肤抵抗力，从而预防皮肤病的做法也未尝没有道理。于是，我向他妥协，答应把他发明的方法介绍给全国整体协会的指导老师，如果实践证明行之有效，再编入整体操法当中。

当时，恰逢整体协会试验性地面向全体指导老师征集有效的健身法。具体做法是，即使某位老师推荐的健身法尚无理论依据，只要在实际练习中有 20 人以上都取得了相同的效果，就将其纳入整体操法当中，予以传承和推广。因此，我无法完全拒绝野中先生的请求。

最初，我估计如此另类的方法恐怕难以取得什么效果，姑且将方法教给大家，免得听他继续唠叨。出乎意料的是，指导老师们纷纷反馈效果十分明显。尽管如此，我依然不想采纳，就要求指导老师将它传授给一般学员看看效果如何。结果，学员们练习以后的效果甚至超过了指导老师。于是，虽然半信半疑，我自己也开始练习起来，尽管心里并不指望有什么效果。事实上，这方法真的很有效。虽然不太情愿，我还是将它作为特殊方法编入整体操法当中。

由于方法十分简单，所以初练者都会对它的效果感到十分惊奇。据说广岛有位女性，她的父亲原本十分反对她学习整体操法。后来，这位父亲在整体协会的内部刊物上读到这则方法，便偷偷练习起来。结果，困扰他多年的手足癣居然治好了。惊讶之余，他不再反对女儿加入整体协会，而且还说有很多人都患了手足癣，如果他们也学会了这方法就好了。我也将这个方法传授给自己的学员，但凡学过这一操法的人都说非常有效。

野中先生曾经不容置疑地说过，癌症其实就是长在器官表面的"皮肤病"，因而耻骨操法同样有抗癌的功效。对此，我目前还不敢苟同。但是，有不少实际练习的学员都赞同这种说法。后来，我不再行医治病，转而致力于研究体癖，渐渐地就淡忘了此事。在本书出版之际，我觉得自己有义务将野中先生发明的方法一并收入书中，以追思故人遗德。虽然方法特别，但是实践告诉我，此法不但可有效调理皮肤病，对身体内部的异常也颇有效果，读者们不妨试验一下。

（1）仰卧，手指置于耻骨上缘按压时感到疼痛的部位。

（2）在呼气的同时，手指向前方（足的方向）推压，同时臀部抬离床面。在呼气结束瞬间，臀部落下。

以上动作重复二三次。当然，也可在他人帮助下练习，动作要领相同。

⊙ 腰疼

我的一位学员曾经用愉气法使一位患腰椎间盘突出、3年未能行走的外国人重新站立行走。患者在欣喜之余，表示要酬谢。那位学员照例婉拒了他的好意，并且告诉他，应该感谢教授他愉气法的我。那位患者得知我的孩子爱好集邮，5年多来每月都会按时给我寄来邮票。

还有一件与腰椎间盘突出有关的事令我印象深刻。

这是很久以前的事了，一位患者被人架进了我的讲习所。我为他进行调理后，告诉他"站起来试试"，结果他果然站起来，并行走自如了。应该欣喜万分了吧？焉知他却是一副表情沉重、追悔莫及的样子。我十分意外，对他说："如果你觉得后悔，那就给你恢复原样吧。"他连忙说："不是那样的，请您别误会！几年前，我满怀雄心壮志，远渡重洋去阿根廷发展事业。但是后来，腰开始疼痛，逐渐地既不能走，也不能站了。当地的医生们束手无策，从欧洲请来的医生也无计可施。我意识到，这样下去根本无法继续我的事业，所以痛下决心，放弃自己的大志和事业，于前天回到日本。焉知短短两天之后，我居然又能行走自如了，真让人哭笑不得啊！站起来的那一刹那，我真希望这一切都发生在阿根廷！男儿壮志未酬，哀莫大焉！我是心有不甘啊。"说着说着，他的眼泪夺眶而出。听了他这一席话，我也不生气了，心里却颇觉讶异：腰椎间盘突出果真这么难对付吗？

椎骨与椎骨之间有一层类似垫圈的软组织，随腰椎的伸缩而自行调节。研究表明，这些软组织受伤或者变得僵硬，就容易引起腰椎间盘突出。

脊椎分离症是椎骨异常引起的，为此，医生们想出了许许多多复杂的治疗方法。我的方法却很简单，即采用腹部呼吸操法进行调理：施治者手掌用力按住患者腹部，让患者深吸气并有意识地聚气于腹部，然后在患者呼气瞬间，施治者突然撤回手掌。就这样简单，患者就能重新走路了。

其实，只要掌握腹部的吸气、聚气、呼气的方法和时机，患者自己都可以进行调理（腹部呼吸法）。腰椎受损的人往往腹部无法聚气，而用脑过度、肝脏负担过重以及精神涣散时也难以在腹部聚气。

40多年前，我开始对脊椎产生兴趣，并一直研究至今。第三腰椎异常的人容易出现行走困难、翻身困难等症状，有些人甚至手也不能活动自如，脸部肌肉牵动也会疼痛难忍。其原因就是后脑部松弛，腹部无法聚气所致。有些人腹部虽能聚气，却无法放松，他们大多是七类、八类扭转型，或九类、十类开闭型。其实，第三腰椎异常只需腹部聚气，然后放松就可得到调理，方法虽然简单，但效果却相当明显。平时坚持腹部聚气就可有效保护腰椎。近来，自卫队官兵中患上腰椎损伤的人不在少数，其实只要在日常训练时注意配合腹部聚气进行动作，无论是跳跃，还是拉伸，都不会损伤腰椎的。

管道工人的腰部损伤多发于第五腰椎，办公室职员则常见于第一腰椎。第一腰椎受损的人，腰总是疼痛，起床时尤其严重。巡警等需长时间以立姿工作的人腰部疼痛也主要与第一腰椎受损有关，究其原因还是拇趾根部的第一跖骨欠发达。因此，平时注意在第一跖骨聚气，也可以预防腰椎受损。

第五腰椎出现异常，则可能坐也困难，站也困难，特别是鞠躬时尤为疼痛。如果不及时治疗，疼痛还会蔓延到足部。腰痛的症状虽然各种各样，但是按前面的腹部呼吸操法大都可以得到调理。当然，引起腰痛的原因不一，预防方法也各异。总是以上身前屈、臀部后撅的姿势拿取重物，或因长时间站立或思考而引起的腰痛，可以通过拇趾的运动进行调理。而因呼吸与动作配合不当，或因腰部肌肉僵硬造成的疼痛，则可以稍稍扭转上身，找到一个活动起来不觉得疼痛的姿势。这时，应该减少进食量，进行活元运动的诱导练习。如果发现身体无法活动自如，则可立即练习几次腹部呼吸法，以缓解症状。平常多练习腹部呼吸法也可防止腰椎受损。

腰疼时，确实很难分清究竟是左侧还是右侧，也有人说是中部，不过那更是不明所以了。而能够明确说出疼痛部位和疼痛症状的人，一般都能很快恢复。疼痛部位游移不定的人，即使调理后可以正常行动了，也仍然会腰疼，还需再用腹部呼吸操法调理一次。

对腰部疼痛，一般施行腹部呼吸操法二三次，大多可以得到调理。对于因颈椎异常引起的腰部疼痛，则需对骶骨进行调理。虽然做起来有些难度，但是非常有效，而且颈椎病也大多随之而愈。对于颈椎病，从骶骨调理的效果比从颈椎好得多。

⊙ 颈椎病

颈椎病患者激增

最近，颈椎病患者越来越多，主要表现为第五、六或七颈椎出现异常。

颈椎损伤原本常见于交通事故，可交通事故并不是始于今日，为什么颈椎病患者却突然激增了呢？此类患者时常来我的讲习所要求进行调理，我发现，许多患者的症状是臆想的，或者是由"颈椎损伤"一词的心理暗示带来的。例如，撞车会造成颈椎错位，颈椎错位会引起手臂麻痹，有手臂麻痹自然就会有其他各种颈椎病症状等等。即便算上交通事故增多等因素，颈椎病患者的人数还是太过庞大。然而，可以肯定的是，有相当数量的"颈椎病患者"的症状是臆想的。

因此，在调理颈椎病时，也必须充分考虑心理因素，否则就可能功亏一篑。实际上，在我的讲习所，有不少人虽然第六、七颈椎位置尚未完全恢复，但是颈椎病症状却已经消失；也有不少人即使颈椎位置已经复原，可症状仍然依旧。

过去，只有颈椎变形错位的患者才会出现颈椎病症状。现在，不时有各地整体教室的指导老师将他们的患者带到我这儿来："我用了好多方法，还是没调理好，还是请老师给他调理吧。"我检查发现，指导老师们的调理手法完全正确，患者的颈椎异常也已得到纠正，可他们的症状却并未消失，诸如此类调理不好的颈椎病患者数量非常之多。这时，适当的心理疏导可以起到立竿见影的奇效。患者本人也认为"还是野口老师医术高明"！其实，整体指导老师们早给他们调理好了，只是患者还需得到确认而已。我所做的，就是让患者本人确信他们的病已经完全调理好了。

由此可见，调理颈椎病，不仅需要学会纠正第六、七颈椎异常，还需善于应对颈椎病的臆想症状，并应对心理因素，否则无法根治。

实际上，臆想性疾病并不在少数，只有患者心里的结完全解开了，症状才能消失。臆想性疾病要是像臆想性妊娠一样，到了分娩日，自然"瓜熟蒂落"，肚子自然瘪下去就好了。可是，有些臆想性疾病却有如梦魇，陷人于万劫不复之中，如乳腺癌、胃癌、子宫癌，以及许许多多的其他疾病。各种疾病中，臆想性的莫不占了十之八九吧？

一种疾病一旦成为热点话题，这类疾病的患者也会随之增多，这似乎已然成为一种倾向。以往，患者颈椎只要纠正好了，颈椎病症状自然消失。近来，"久病不愈"的患者却激增，到底原因何在？

受害者心理

早治愈多没劲儿呀，病情嘛当然是显得越重越好啦，反正已经没有生命危险了。病情越重，疗养时间越长，探病的人送的礼金也就越多。不可否认，疾病久治不愈，在某种程度上确实存在这样的功利性因素，这种倾向在交通事故的伤者中也不可说没有。

有一年发生了一起两车相撞的交通事故，其中一辆车被撞得严重变形，路人和警察都以为司机必死无疑。谁知他却自个儿爬了出来，让在场的人大吃一惊。

那位司机被送到我的讲习所来调理。3 天后，他的伤势就痊愈了。他自己高兴地说："今生没有什么可怕的了，看来我还可以当赛车手啊。人命真是天定啊，车被撞成那样，我都活了下来！而且，短短 3 天就康复了。"可是，到了事故双方协商赔偿金时，他来找我了，"这么严重的事故，3天就治好了，心里还真有点儿不好意思啊。能否请您把治疗费写得高一点儿？"

不可否认，遇到灾害事故时，受害者下意识地都有点"小题大做"的心理。在交通事故当中，伤者如果康复太快，大多会不自然地有点儿"意犹未尽"的感觉吧？

有一位叫宫田的人，他的儿子出了交通事故，伤了人。我给伤者的腰椎进行调理，结果一招见效，从颈椎到腰椎全都好了。

"你看，这不一下子就治好了吗？"

"你说得不错，不过，去过几家医院都说短时间内治不好，要花上二三年时间呢，我自己也做好了心理准备，折腾得够厉害的了。谁知他们把我带到您这儿，三下五除二就治好了，我自己都觉得有点儿难为情。虽然是再好不过的事，可一时还有真点儿难以适应。"

"这也没什么难为情的。你去协商赔偿金吧，就说需要半年时间才能康复。等你们谈妥了金额之后，就不必来治疗了。赶紧谈判去吧！"

后来，双方谈妥按照半年的康复标准进行赔偿。拿了赔偿金，患者就彻底痊愈了。可是，他还是觉得宫田有些对不住他，于是我说："我跟宫田讲，让你去滑一次雪吧。"患者不置可否，回去了。我对宫田说："我讲好了，你给他出一次滑雪的费用吧。"对此，宫田也感到十分满意："原本担心要拖上二三年，没完没了的。现在多亏有了您，事情解决了！"这样，问题得到圆满解决。

发生交通事故后，如果在赔偿金之外再适当表示一下，受害者的臆想症状一般都会自动消失。可以说，臆想症状是交通事故受害者某种心理需求的具体体现。

受虐倾向

但是，颈椎病涉及的问题还不止于此，它有时还与性功能异常有关。最近，性功能异常的人越来越多，许多人在婚后无法享受到性生活带来的愉悦感受。结婚后，脸上的神情与婚前差不多，没有什么变化。

这是夫妻生活不圆满的标志，非常多的人存在勃起障碍或性发育不全等问题。

这些问题常常转变成某种性变态，比如，有的人故意弄出很大的声响，以显示自己的能力；也有人幻想自己是受虐者，或施虐者。

这种倾向开始出现于战后，最近变得尤其突出。新婚夫妇蜜月归来，观察新娘的神情，就能看出他们的婚后生活不容乐观。

婚后的神情看起来与婚前没什么两样，很大程度上与性发育不全有关，而性发育不全也容易导致性变态。

而颈椎病症状更是有受虐倾向的人最乐于表现的，所以绝对不想治愈。

如果换个角度，先解决生殖器异常的问题，那么颈椎病症状也会随之消失。颈椎病症状只是人们夸张地表现自己的手段之一，正如人的本性中存在希望自己生病的内在需求。明白了这一点，调理颈椎病也就不再那么棘手了。

简而言之，单纯纠正颈椎是远远不够的，还必须满足受害者的某种心理需求。比如，"多得点儿慰问金去滑一场雪吧"，患者的心理潜伏着这种欲望呢。

人有性欲和本能，而被动接受的欲望也是其表现之一。

如果这种欲望超出正常范围，就会演变成受虐癖。被动接受欲望或女性本能泛滥的人，就容易出现颈椎病症状。

男性身上也同样存在女性本能。女性特征较为明显的男性可能从受虐中获得快感，被人贬得一无是处心里可能反而觉得舒坦，他们容易出现这种倾向。

有些人在日常生活中这一倾向并不明显，然而一旦成为受害者，被动接受的欲望就会凸显出来。如果忽视了患者的这种心理需求，即使颈椎得到纠正，颈椎病症状也不会立即消失。

在治疗颈椎病时，常常采用颈椎牵引等各种措施来纠正颈椎的异常，遗憾的是往往以失败告终。

长时间进行颈椎牵引是很痛苦难受的，不过，这种疗法或许能够满足受害者心中的某种受虐心理。

像我这样"咔嚓"一下，不费吹灰之力使颈椎复位并治好病痛的，也许让受害者觉得这一过程过于平淡，还没有满足他们内心那种隐秘需求呢。

于是我通过其他手段满足他们的那种需求，而绝不仅仅调理颈椎。无论采取何种治疗方法，都不能忽视患者的本能和心理需求，否则疗效往往差强人意。

也许交通事故的受害者要眼红了吧，在美国，颈椎损伤得到的保险金仅次于死亡事故。如果在日本也实行同样的政策，恐怕颈椎病患者数量会大增吧？既满足了本能需求，得到更多的照顾，又能获得高额赔偿金，何乐而不为呢？我估计此类患者今后还会继续增加。

此前，我调理好了众多患者的颈椎病症状。看来，单凭这项技术我就能做到衣食无忧了。其中，有些患者 X 线检查有颈椎异常，实际上却什么也没有；也有一些患者 X 线检查未发现任何异常，实际上却真有异常。患者病况扑朔迷离，但只要设法满足其本能需求，颈椎病症状也大多能彻底治愈。

对自我同情型的疼痛疗法

调理颈椎病之前，必须先了解受害者心理。

受害者的心中，既有对受伤一事的愤怒和悲伤，也有对自己作为受害者的同情。不知不觉中，患者可能会自怜起来。愤怒情绪会转化为对加害者的攻击，而悲伤情绪则可能演变成顾影自怜。

当内心充满自怜时，伤痛会突然加剧，身体也接连出现各种不适症状，这些症状日后就会演变成"后遗症"，其根源就在于自我同情的膨胀。自我同情、自怨自艾、埋怨命运不公，都可能导致慢性病突然恶化。

此时，受害者的受虐倾向会越来越明显，一边悲叹自己的不幸，一边沉溺于对自己的同情之中，并从中获得心理满足。

当然，别人并不一定会施与同样的同情，所以，自我同情还包含着对他人施与同情的渴望。

因此，适当的疼痛疗法也是必要的。不痛、不苦、不折腾得死去活来怎么能治好呢。遭遇了厄运，落得肢残、卧床不起的境况，是否在自怜中也有某种心理满足呢。不过，一味顾影自怜显然并非长久之计，自我同情也要适可而止，我们必须将这样的患者拉回到现实中来。为此，在治疗时让他们感到疼痛，在疼痛中得到心理满足并逃避现实，这种疼痛疗法有时是必要的。但是不是越痛越好呢？答案是否定的，关键是疼痛要触动心灵深处，使之获得心理满足。

我想告诉大家的是，对于有自虐倾向的颈椎病患者，疼痛疗法常常有超乎寻常的效果。

⊙ 性的诸问题

身体是反映婚姻状况的晴雨表

最近，有些年轻人新婚旅行归来，脸上的神情却与婚前没什么两样儿，有的人气色甚至还不如婚前。按理说，人的生理需求在婚后得到完全满足，应该由内向外绽放光彩：男性显得更加阳刚，女性变得更加娇艳动人。身体是反映婚姻状况的晴雨表，如果年轻人在新婚旅行后没有什么变化，那么他们今后的婚姻生活就多少有些令人担心了。

长期以来，性知识被神秘化，人们普遍认为不应该在大庭广众之下谈论。如同婴儿出生后会吮吸乳汁，性是人类的本能之一。男女交媾属于人的本能，是否拥有"性知识"其实并不重要。然而，在现代社会中，知识成为人们一切行动的指南，人的直觉丧失了，本能也不再发挥作用。或者说，人们急于在知识的指导下行动，结果本应是性的能量，升华到大脑了，身体因而越发不听使唤。

最近，常常见到杂志和书本上论及各种性技巧，例如，15 类体位、48 种方法、古代闺房秘笈等等。要知道，如果不懂得对方的生理感受，无论掌握多少方法也是无济于事的。盲目讲究技巧，反而会失去最原始的冲动和兴奋。也许，新婚后没什么变化的原因正在于此吧。

直觉是行动之本

总之，一旦体内的性直觉变得迟钝，单凭理论知识是难以激发身体的本能的。夫妇双方只有大脑、身体都同时获得快感，才能唤醒体内沉睡的本能。如果不能摒弃多余的理性，自然而行，那么和自慰也就没有什么两样了。婚后生活的难处在于，一方是男性，而另一方则是女性。男性和女性的生理结构原本完全相异，感受方式和行动方式也大相径庭。一方每月体内只能排出屈指可数的卵子，而另一方则每天产生几亿只精子。男女双方只有运动系统结构相似，而身体的总体结构却大相径庭。从身体结构来看，女人似乎更接近雌性老虎。加之养育环境、思维模式的差异，比起意气相投的朋友共同经营事业来，男女组合的婚姻前途无疑更是荆棘丛生，暗礁密布了。

有一次，当我说到女人的身体结构与雌性老虎更相似时，立刻遭到一位50岁左右的女性的厉言斥责："把女人和老虎相比，是什么意思！"那可真是"河东狮吼"啊！本来，把女人和雌性蜘蛛相比也未尝不可，考虑到脊椎动物中，用猪或狗打比方还会招致更大不满，所以只是拿老虎做了个比方。在男性眼里，女人和老虎之类的猛兽岂止是神似啊！

男性和女性这两种差异如此巨大的生物生活在一起，而且要做到几十年相濡以沫，相携而行。撇开精神层面、经济层面的问题不谈，正是有了性生活这个生理的问题，双方才能相安无事、和平共处下去的吧？

性生活的关键是注意对方的感受，双方共同获得愉悦，而不只是为了满足自己的需求，这也是爱的源泉。如果夫妇双方不懂得注意对方的感受，不懂得爱，而是一味地计较利害得失、毁誉褒贬、胜负强弱，那么身体的直觉就会变得迟钝，更不会有最后一刻那种至高的、令人全身为之震撼的体验了，而没有那种体验的人的生活是令人同情的。

越来越多的人在选择结婚对象时更加注重经济实力、社会地位和其他外在因素，而不关注人本身，这也许可以解释为什么美满的婚姻越来越少。

身体直觉的钝化、能量向大脑的升华、书本知识的束缚、兴奋感的缺失、对怀孕的恐惧以及对技巧的过分依赖，面对这一系列问题，恐怕换了谁也难以做到马到成功的吧？

现代人体力下降，难免匆匆行事，故而不少男性都有早泄的倾向。当然，也还有人有蛮力。不过，女性往往担心怀孕，而且兴奋和获得快感的过程都比较缓慢。体力不支者，大多草草了事；而有蛮力者，则急于求成。两者都无法从容地体味愉悦的过程。现在的女性大多趋于理性，不再为爱而生了，是否也有这方面的原因呢？毫无疑问，性是人类生活中极为重要的组成部分。

性是一种势，势随气而生。势不可驾驭，否则会自弱。气之不至，空有势，也不会产生快感。性是体内的一种势，敏感度以气息显现。呼吸平稳，表示时机未到；呼吸调整，则欲望消退。气聚则势强，气之所至，自可感知对方的感受、对方的气。辅以敏锐的身体直觉，自然可抵最高境界。

日本的国技——相扑，也同样讲究身体的直觉。如果只知以大脑指挥行动，而不懂得发挥身体的直觉，感知对手的一举一动，并本能地做出反应，则很难期待会战胜对手。同样，无论是体育运动还是体力劳动，都需要发挥身体的直觉，无意识地感知，本能地行动。人的身体运动都是凭直觉而行的。例如，吃饭进食，如果手指的每一次细微运动都需要大脑有意识地发出指令，那就食之无味，等同嚼蜡了。同样，关心咀嚼的次数，考虑吞咽的时机，也都纯属画蛇添足，于进食其实无益。找回身体的直觉，跟随直觉因势而行，那才是两性生活的正道。

腰椎行气法

性的源泉在后脑部、颈椎和腰椎。性能力低下的人一般后脑部细弱，颈椎无力，腰背不直，特别是丹田难以聚气。丹田穴位于肚脐下方三指，用手指搭在这里，吸气时如果不向上隆起，就表明身体开始衰老了。吸气，并有意识地将气聚于后脑部，然后经颈椎、胸椎运到腰椎，最后从丹田呼气。此项练习平时可能稍有困难，性生活后则比较容易。此外，也可仅将气运到腰椎，适用于性生活前；或丹田，适用于平时，两者都不需特意呼气。以上练习称作"腰椎行气法"，均可增强性能力。

入睡前练习腰椎行气法，大脑容易兴奋，腰部也变得僵硬。如果强迫自己入眠，次日起床时会感到腰酸背痛，这就表明有效果了。坚持练习，学会了吸气、聚气、运气，身体就会实际体会到气如何成势，如何成就性的。性是不能只靠大脑来指挥的。

腰椎行气成功后，可练习耳根行气法，即将手掌贴于耳根部（耳廓后方），吸气，并有意识地将气聚于该处，然后屏气、呼气，如同该处在进行呼吸，练习完后再轻轻搓揉该处。气随意识而聚，随呼吸而动。有一个人曾经嘲笑这是无稽之谈。他在一次宴会上被推出席位要求当众唱歌，原本五音不全的他熟悉的曲目并不多，结果在慌乱中急得面红耳赤。心里越着急，脸越是红得厉害，最后什么也没唱成。听说此后不久，他悟出了什么叫做行气：气之所至，血也随行，所以意识集中到脸部时，脸部当然跟着变红。如果将气运到腰椎，不就有强身健体之功效了吗。于是他开始练习腰椎行气法，将气运到腰椎，结果终于摆脱了多年的勃起障碍。有人表示，亲吻时身体就像着火一般，这也是气的相互感应吧。可见，随气顺势而行正是提高性生活质量的关键。

从体姿判断性功能状况

问：怎样判断结婚对象的性功能状况？

答：相信你的直觉，知识反而会造成误导。

问：性功能异常是否与姿势有关？

答：有，尤其在伸缩动作和前屈动作中表现明显。

性功能异常有很多种，关于性病的问题，就留给专业的医生吧，这里不再赘述。下面，介绍一下整体指导调理的早泄、勃起障碍、发育不全、疼痛、痉挛、不孕、性冷淡等问题。

勃起障碍患者身体前屈容易，但收缩动作十分迟缓，而且臀部下垂。其实，前屈姿势也可以分为好几类。例如，有些人像罗丹的雕塑《沉思者》那样，身体前屈，力量凝聚于手足，这就是能量充足、蓄势待发的姿势。古希腊的雕塑大部分刻画的都是动作爆发前的那一瞬间，虽然形态静止，但是前屈的姿势中蕴含着一触即发的力量，这是身体前屈的姿势，但却并非是有勃起障碍。有些人身体前屈时，两肩向前探，这是一种过敏状态的表现，容易患呼吸系统疾病，这类人并非性能力不足，而是性能力受阻。一个人疲劳时，两肩也容易向前探。虽然两者姿势相似，但是性质却不同。身体前屈时，耻骨前突，下颏前伸，则多患有勃起障碍。如果再加上臀部下垂，则表明身体也是衰老的。而且因为收缩动作迟缓，行事也消极怠惰，犹豫不决。

不过，一些看起来体格健壮的人耻骨也同样会前突。这时，不要被外在的假象所欺骗，要注意耻骨突出的事实。观察一个人的姿势时，还要学会观察姿势下的运动习性，体形并不是判断性功能的唯一依据。

身体前屈时，耻骨前突、下颌前伸的人，如果做各种动作时足底后方承受的体重都较大，则表明身体开始走下坡路了，与实际年龄并无关系。身体前屈、衰老的男性往往不能打持久战。而女性由于骨盆外展，从侧面看身体显得较为扁平，但是如果做各种动作时，身体都因髋关节乏力而出现扭转倾向，而且收缩动作迟缓，则表明是衰老无疑了。

身体前屈时无法运气到脚底，以至出现脚底乏力，则表明是性发育不全，也有人认为这是现代人走路太少造成的。其实不然，多走路并不能解决问题。性发育不全的人，由于脚底乏力，大腿内侧肌腱无法充分伸展，因而只能靠上体拖动双腿行走，走路姿势十分特别：脚尖向外，呈外"八"字，步幅狭小，身体重心后移，看上去老态龙钟。这样走路的男性十有八九是"妻管严",通常腰部以下急剧变细,给人可怜巴巴的感觉。而有这种走路姿势的女性,则大多抱怨丈夫花心。与其喋喋不休地抱怨,还不如赶紧练习一下腰椎强健体操。

最近,切除生殖器的非男非女多了起来,他们的运动姿势兼具衰老和运动不足的特征,一时之间难以辨别。不过,看得多了,自然就能瞧出端倪(性病患者的动作姿势也比较特殊)。这类人运动时的中心不是第三腰椎,而是第四、五腰椎,臀部也下垂,因而上身显得特别长。此外,生理需求得不到满足时,前屈姿势也可能与患有勃起障碍的人相同。总之,只要观察一个人做立姿下的各种动作时是否以第三腰椎为中心,就可对他的性功能状况了然于心。

而腰椎乏力会导致做事犹豫不决、行动力不足,如果再对任何事都倦怠消极,则性功能无疑开始走下坡路了,而且还可能出现注意力下降的情况。腰椎乏力可能对人们的日常生活和行动都带来诸多影响,应予以充分重视。

总之,腰椎力量不足时,颈椎力量也会下降,后脑部也开始萎缩,而且,足底外侧承受的体重增大。这是这些人的共同特征,应重点观察这几点。婚前可留心观察,以免选错对象，不要光看实际年纪大小，却忽视了生理年龄。

骨盆体操

问：能否请您讲讲姿势纠正及其对性功能的影响？

答：一言以蔽之，"气至则形成，形成则力生"。气为先，形为后，先有气而后有形。

女性的性冷淡，根源多在男性一方。特别是男性不成熟，将性行为与体操混为一谈，就更难培养感觉了。反之亦然。当然，也有不少女性的性冷淡是源于感觉迟钝。这时，只要对身体进行调理，就可恢复正常。

无论是男性还是女性，感觉迟钝的人都表现为骨盆外展下沉，身体的运动中心位于第一腰椎，可练习骨盆体操予以纠正，目的是使骨盆内收。

（1）仰卧，双臂、双腿伸开，呈"大"字。

（2）双足跟向上抬起约5厘米，然后呼气，保持。两次呼吸后，双腿慢慢向中间收回，直至双足与髋同宽、第一腰椎受力，然后双腿突然落下，全身放松。以上动作重复两次。注意，如果未感受到第一腰椎受力，则需改日再练习。

（3）接着，双臂上举，如伸懒腰一般，然后活动双臂，直至第一腰椎受力与双腿上抬时相同，然后突然放下双臂，全身放松。注意，只有在双腿上抬时第一腰椎受力成功后，方可进行双臂上抬的练习。

（4）以上两项练习成功后，可用手指按住耻骨中央隆起处，抬起臀部，然后深吸气，在吸气结束瞬间臀部落下，全身放松。

这样，骨盆就可上升、收紧。但是，十类开闭型、十二类敏钝型和一类上下型的人不宜练习本节体操。其他体癖的人则可结合自身特点，适当调整动作，练习时使第一腰椎受力即可。仰卧，臀部抬离床面，感受到第一腰椎受力，则表明练习成功了。

女性练习以上体操时，则需骶骨置于床面边缘，分娩后练习效果最佳，月经结束后次之。女性与男性不同，并不是什么时候练习都有效果，这也是由女性的生理特征决定的。还有一种可平时练习的提臀收肛肌的方法，即收紧肛部，将臀部肌肉向上提升，然后放松，肛部松弛。不过，此练习并不适用于十类开闭型的人，而九类开闭型的人练习此法最有效。三类左右型的人可一侧用力，七八类扭转型的人练习时则需一条腿向外伸开。五类前后型的人可半躺在床上，以读书的姿势进行练习。以上练习可有效改善性冷淡。不过，性冷淡常常牵涉到潜意识的问题，如不加以纠正，性生活当然也难以取得满意的效果。虽然如此，以上练习对于改善性冷淡无疑是十分有效的，患有勃起障碍的男性也可进行此项练习。

一般人在运动时如果第三腰椎自然受力，那么性功能应该没有大碍。而年轻时就以第一腰椎为运动中心的人，往往容易未老先衰，这在年轻人当中并不罕见。如果仔细观察，还会发现其第五胸椎活动性差，且存在压痛点。第五胸椎异常的人常常有腮腺炎病史。

腮腺是分泌唾液的腺体。研究表明，唾液中含有某种激素，而腮腺炎的并发症如睾丸炎、卵巢炎、遗尿、疝气等则都出现在腹部以下。如此说来，腮腺与不孕症、发育不全等存在某种关联也就不足为奇了。

勃起障碍的根源似乎在后脑部。据木村政次郎①介绍，有一位男性后脑部被刀刺后，生殖器勃起了，直至死亡时

①　木村政次郎（1865－1949），日本明治、昭和时代前期的实业家、政治家。——译注

都还是这种状态。他的这番话引起了我的兴趣，试着对后脑部愉气，果然十分有效，于是我也把它编入整体操法当中。

对腮腺和后脑部进行愉气，可有效调理新婚不久男性的早泄、勃起障碍、性冷淡等性功能异常，而性发育不全的人则可练习腰椎行气法，或做提臀收肛肌的练习。

问：采用跪坐的姿势练习腰椎行气法，发现行气会受阻；而采用普通坐姿，并将身体团起来时，行气却十分顺利。请问练习行气法时，是否一定要采用跪坐的姿势？

答：采用自己轻松的姿势即可。比如，蛇盘成一团时气息自然十分通畅，但蛇头高昂时意识则转到直立上去了，自然无法兼顾气息了。只有身体完全放松时，腰椎行气才能了无滞碍。

花月操法

前面谈到的都是气不足而致的各种性问题。气既然有不足，就会有过剩。气过剩，却没有宣泄的渠道。如果不能通过做学问、体育运动发散过剩的能量，受到压抑的气就会郁结在体内，让人烦躁不安。如果能够意识到上涌的能量并加以抑制，那还算好的。就怕过剩的能量在无意识之中转化到其他方面，那就问题重重了，例如，颈部僵硬、无法放松、莫名烦躁、肩向前探等。还有，做事容易过火，有意压抑，则会情绪低落。许多犯罪也与此有关。开快车、死缠烂打、工作狂、仇恨心理等，也都与能量过剩、缺乏释放渠道有关，给生活带来很大影响。过量饮酒和故意骚扰他人也都与此有关。

练习下面的体操，可使骨盆下沉，缓解情绪异常，从前的人称之为"化月操法"。"化月"，顾名思义，就是使之变冷变凉，有如冰冷的石头。当然，这是使人衰老的方法。于是，我在"化"字头上加上草字头，将其命名为"花月操法"。练习这节体操，可以健康地度过情绪波动激烈的更年期。

练习的方法十分简单，就是趁呼吸转换的间隙用手掌拍击骶骨中央。独自练习，难度较大。练习花月操法身体还会变胖。而体内能量过度压抑，身体就会变瘦。有些人二十五六岁之前身体还比较丰满，如果过了这个年龄还迟迟不结婚，往往容易变得苍白消瘦。这是体内生理需求受到压抑引起的，虽然本人可能并未察觉。

　　当体内能量受到压抑时，如果程度较轻，多余的能量则会以其他形式表现出来。比如，爱唠叨，喜欢以华美的服饰或夸张的动作引起人注意，或者出现不适症状，如胃痉挛、心悸亢进等，这样，体内受到压抑的能量就得以释放或转化。如果能量郁积在体内又得不到发泄，则会转而伤害自身了，例如出现肌肉僵硬、脾气顽固等现象。如果说大龄未婚者出现以上现象尚可理解，但不少已婚人士也出现同样的情况，那又是什么原因呢？生理需求应该得到了满足，但身体却一味消瘦、干枯下去。原因是，他们未能从性生活中得到应有的快感，或者没有享受到最后一刻的震颤。例如，一位医生的妻子，丈夫一旦出诊，她就出现哮喘的症状。相反，也有的人在丈夫外出旅行回家之后出现这一症状。这些都是因为生理需求没有得到充分满足的缘故，应该说，这些问题原本应该属于婚前的。

　　也许我们并未想到，人们的许多好恶也与性有着密切的关系。可以留心观察一下脖子的粗细、颈部肌肉是否发达等。颈部力量较弱的人往往喜欢做无用功或者虚张声势。

　　那些婚姻生活不够美满的人，往往选择成为政治人物，或沉湎于赌博，故意恶作剧，或者想方设法吸引他人的目光。在他们看来，如果不做出点特别的事情，无异于向别人承认自己的无能。没有一官半职，心里就会不踏实。曾遇到一位名片上印着"某某市前市长"以及其他一大堆头衔的人，仔细一看，腰塌得很厉害啊！等见到他的妻子，我也就释然了，接到名片时的不快也消失殆尽。他的一举手、一投足，无不在老婆大人的威压之下，让人感觉非常滑稽。对于这样的夫妻，与其让丈夫变得强悍，不如使妻子变得温柔一些。于是，我给他妻子施行了五六次花月操法，丈夫果然变得充满活力。花月操法，有时真能起意想不到的效果，性对人生的影响也不可谓不大。

花月操法和十类开闭型体操都有促进衰老的效果。说起健康法，人们往往联想到永葆青春、返老还童之类的。其实，有时适当促进衰老反而有利于增进健康。

体内能量过剩会助长焦躁情绪，让人唠叨。不过，花月操法虽然可以缓解以上症状，但也会产生消极影响，如逐渐失去创造精神等。当能量不济时，人们往往满足于模仿，趋于保守，或注重形式，而想象力、创造力等则日渐衰退。不过，我们不必过分拘泥"年轻""衰老"这些字眼，而应根据身体需要恰当地采用相应的健康法。

附　人体骨骼与脊椎

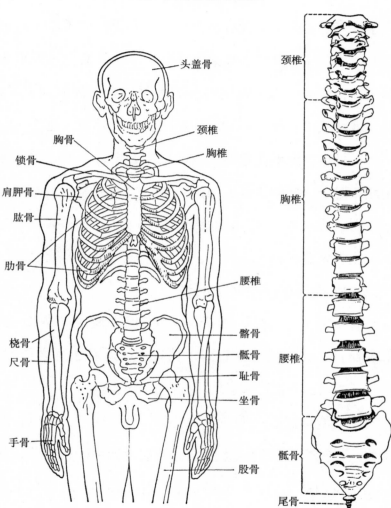

头盖骨

颈椎

胸骨

胸椎

锁骨

肩胛骨

肱骨

肋骨

腰椎

桡骨

髂骨

尺骨

骶骨

耻骨

坐骨

手骨

股骨

颈椎

胸椎

腰椎

骶骨

尾骨

　　注：人体骨共约206块，可大致分为以下几部分：①构成脊椎的骨头；②构成胸廓的骨头；③构成头颅的骨头；④构成上肢骨的骨头；⑤构成下肢骨的骨头。这些骨头通过关节相互连接，形成骨骼。

　　其中，脊椎由颈椎、胸椎、腰椎、骶骨和尾骨这五个椎骨群构成，人体的椎骨共有32～34块。

后 记

　　一些读者在阅读《脊柱养生秘诀》之后，可能会感到半信半疑。在他们看来，调理和调养身体不是自己能够做到的。人们一般习惯认为，治病是医生的事情，调养身体也应该交给专家来做。

　　作为外行，对自己的身体结构一无所知，怎么能够对自己的身体亲力亲为呢？然而，精子和卵子结合形成新的生命，分化出眼睛、四肢和内脏等器官，这是自然发生的，而不是依靠知识才出现的。人体吸收必要的养分，将废物排出体外，腹泻、呕吐则有助于排出毒素。人体还根据需要，自行分泌胰岛素、肾上腺素以及其他"药物"。俗话说，求医不如求己，在考虑使用药物之前，可不要忘了发挥人体本身的调节功能。

　　医生可以使用仪器检查人的内脏器官，却无法了解你的饮食喜好和内心世界。医生可以通过脉搏知道心跳紊乱，但却不知道起因是失恋、股票跳水，还是因为眼前出现了美女。褐斑没有出现在你的脸上，却藏在你的心里。

感知自己身体的变化，了解身体的状态，是自我保健的第一步。依赖别人，不如自己做主。

此外，也有人对"气"的概念提出了不同意见。何不将"气"想成生命源泉，正如物体移动也需要能量一样。正是有了气，人才有了行动的动力啊！

野口晴哉

解读　潜在的自愈能力

在《脊柱养生秘诀》（日本，东都书房）一书初版付梓之际，我曾以《独创的生命哲学——野口先生的整体操法与学说》为题，写过一篇介绍性文章。其中有如下的文字。

"几年前，我因身心过度劳累而倒卧病榻。此后，为改善体质，我一直亲身实践野口先生创立的整体操。在我看来，这就是最好的养生法。当然，先生的追随者远不止我一人。许多有识之士都折服于先生的整体操法和学说，并将其奉为养生法则。先生的整体操法和学说将激发身体的内在力量作为调理疾病的关键，无疑，这也是解决现代社会诸多问题的关键所在吧。也许，正因为如此，众多有识之士才从心底里产生共鸣。

"正是源于先生的恩惠，我才拥有了现在的健康。对我来说，推介、传播先生的学说，回报社会，正是我的使命所在。这也是我对先生的报答，也是先生进行整体指导、调理疾病的一贯理想。先生认为，调理疾病，首先应调整身体的偏向性疲劳。我相信，本书的出版将使更多的读者分享先生的这一学说，对此，我的喜悦无以复加。"

在野口先生离世 26 年后的今天，我的这一信念依然没有丝毫改变。我用自己的方式实践野口整体操法，并从中获得诸多感悟，日以精进。对我来说，坚持进行活元运动诱导练习，努力维护自己的健康，拥有积极、光明的人生，正是对整体式生活方式的最好诠释。

我曾参加过先生的"愉气法讲座"，得以亲承謦欬，不胜之幸！先生谈笑风发，侃侃而谈自己对生命的理解，不时还穿插一些他或亲历、或耳闻的关于健康的种种逸闻趣事，听起来令人如沐春风，受益良多。本书中，先生的如玑妙语也随处可见，而关于感冒功效的论述更是令人信服。凡是接触过整体学说的人都知道，感冒其实是件值得庆幸的事。如果在感冒发病期进行整体调理，感冒痊愈后全身就会变得神清气爽，充满活力，让人不由发自内心地"感谢"感冒。同时，将整体融入日常生活中，坚持进行活元运动的诱导练习以缓解疲劳，尤其是调整偏向性疲劳。活元运动属于不随意肌的运动（锥体外系的松弛运动），而不是如普通体操般的随意肌的运动。本书对活元运动尤其作了详尽的介绍，读者们不妨细细参阅。

整体学说信奉"全生"的概念，也就是"生"是整体式的生，"去"是自然的凋亡，了无痛苦。既然上天赋予的生命已经全部燃烧殆尽，离去时当然就不再有任何痛苦了。人人都希望健健康康地生，谁也不希望最后落得缠绵病榻、苦捱余生的境地。凡是了解整体学说的人，无不身体力行整体式的生活方式（包括离世的方式）。

此外，本书中还有一个重要的命题——体癖论，这是野口先生穷尽一生倡导的学说，也是一种独特的健康观。先生曾说过，体癖相合的男女结合，可以生出比父母更加优秀的孩子。如果这个孩子也与体癖相合的人结合，从而生出更加优秀的孩子。如此结婚，繁衍……长此以往，人类就会不断得到进化，最终成就理想的乐园。他的这番话既严肃又浪漫，充满宗教般的虔诚，同时也是他对生命的赞歌。先生认为，为了人类的进化和优化，年轻人结婚时应该优先考虑彼此的体癖是否相合，而不是是否情投意合。这一学说意义深远，涉及生命的意义、两性的根本，以及教育、社会环境等诸多问题。野口整体学说关心的问题并不局限于健康，它的终极目标是如何创造一个更加美好的世界。

我今年八十有五了。野口先生认为，90 岁以上的人才能被称作老人。不到 90，不可徒数行年，自趋老迈。整体学说是一种激励生命的健康学说，本书用简易明了的话语向读者们介绍了这一原理。在整体学说中，极少使用"治疗""治病"之类的字眼。人类自身拥有治愈疾病的能力，整体操法就是帮助激发体内潜在的自愈能力。现在，继承野口先生衣钵和传统的整体操法指导者们正脚踏实地地发扬光大他的学说。

40 多年来，我每天都坚持进行活元运动诱导练习，以此管理和增进自己的健康。现在，各家医院的候诊室里都是人满为患。人们是否已经不再相信自身的自愈能力，而无条件地求助于医院了呢？我衷心希望，更多的人读了此书之后能够重新领悟健康的真谛，并从此身体力行！

伊藤桂一[1]

---

[1] 伊藤桂一（1917 —   ），日本作家、诗人，以创作战争小说、历史小说、自传体小说等著称。——译注